AF561233

La mission d'étude française de 1866 sur la trichinose en Allemagne

Médecine à travers les siècles

Collection dirigée par le Docteur Xavier Riaud

L'objectif de cette collection est de constituer « une histoire grand public » de la médecine ainsi que de ses acteurs plus ou moins connus, de l'Antiquité à nos jours.
Si elle se veut un hommage à ceux qui ont contribué au progrès de l'humanité, elle ne néglige pas pour autant les zones d'ombre ou les dérives de la science médicale.
C'est en ce sens que – conformément à ce que devrait être l'enseignement de l'histoire –, elle ambitionne une « vision globale » et non partielle ou partiale comme cela est trop souvent le cas.

Dernières parutions

Xavier RIAUD, *Grands dentistes résistants. Pour la France !*, 2022.
Sous la direction de Dominique LE NEN et Pascal BRIOIST, *Léonard de Vinci. Le corps… à la croisée des sciences et de l'art*, 2022.
Michel A. GERMAIN et Corinne BECKER, *Guérir du Lymphœdème. Histoire et avancées médicales*, 2022.
Maxime GATELIER, Quentin LECARDINAL, *Prothèses dentaires de soldats de la Première Guerre mondiale. Etude médico-légale*, 2022.
Philippe HECKETSWEILER, *Les maladies et la mort de Gustave Flaubert. Rouen 1821 – 1880*, 2022.
Pierre AUBRY et Bernard-Alex GAÜZÈRE, *La France et ses médecins en Extrême-Orient du XVIe au milieu du XXe siècle*, 2022.
Michel E. BERTRAND, *La cardiologie interventionnelle. Histoire et évolution*, 2022.
Pierre AUBRY et Bernard-Alex GAÜZÈRE, *La France et ses médecins dans les océans Indien et Pacifique du XVIe au XIXe siècle*, 2022.
Xavier RIAUD, *Aux origines de l'odontologie médico-légale. Des « Sherlock Holmes » français…*, 2022.

Jean Dupouy-Camet

La mission d'étude française de 1866 sur la trichinose en Allemagne

Avec la participation de
Thierry Hueber & Mohamed Gharbi

Préface de Fabrizio Bruschi

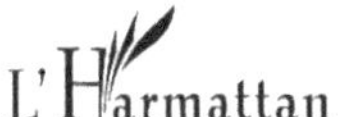

Du même auteur

SOULÉ C., DUPOUY-CAMET J.,
La trichinellose : une zoonose en évolution,
Office International des Epizooties, 1991.

DUPOUY-CAMET J., MURRELL K.D., editors.
FAO/WHO/OIE guidelines for the surveillance, management, prevention and control of trichinellosis,
Paris : World Organisation for Animal Health Press, 2007.

5-7, rue de l'Ecole-Polytechnique, 75005 Paris
http://www.editions-harmattan.fr
ISBN : 978-2-14-030594-8
EAN : 9782140305948

Préface

Ce livre, rédigé par mon collègue et ami de longue date le Professeur Jean Dupouy-Camet, un des bons connaisseurs à l'échelon mondial de la trichinellose humaine, illustre un épisode méconnu de l'histoire de la trichinellose. Il s'agit de la mission effectuée en Allemagne par deux éminents savants français, un médecin, Auguste Louis Delpech, professeur à la Faculté de médecine de Paris et un vétérinaire, Jean Reynal, professeur à l'École vétérinaire d'Alfort, tous deux membres de l'Académie impériale de médecine, dans un esprit absolument précurseur de la vision *One health.*

Nous sommes en 1866 alors que peu d'années se sont écoulées depuis la découverte à Londres (1835) par le jeune étudiant, James Paget, d'une nouvelle espèce de nématode, initialement appelée *Trichina.* À cette époque, en Allemagne, des épidémies de trichinellose se révélèrent comme parmi les plus meurtrières de l'histoire. Cela avait créé une inquiétude considérable dans plusieurs États européens, obligeant les autorités sanitaires françaises et autrichiennes, entre autres, à organiser des missions d'étude, pour en savoir plus et agir si nécessaire.

L'auteur nous donne le détail des différentes rencontres (une vingtaine) qu'ont pu faire les deux scientifiques français dans différentes villes allemandes. L'auteur décrit et nous fait revivre impeccablement, non seulement les relations qui existaient à cette époque entre chercheurs de mêmes disciplines, mais aussi l'atmosphère de cette période historique.

La rencontre avec le grand érudit Virchow, considéré à l'époque comme l'un des plus grands pontes de la médecine européenne, se démarque de toutes. Dans son rapport, Delpech le mentionne au moins quarante fois, selon l'analyse minutieuse de l'auteur. Ce dernier nous fait également part d'anecdotes comme le duel présumé entre Virchow et le chancelier Bismarck, rendant la lecture extrêmement agréable, sans perdre de vue la rigueur scientifique des informations fournies.

Les relations entre la France et l'Allemagne à cette période historique n'étaient pas optimales, mais l'auteur nous fait comprendre cependant que la Science permettait déjà de créer des liens entre les hommes, comme en témoigne l'accueil bienveillant des savants français par leurs collègues allemands.

Delpech et Reynal sont allés au-delà des rencontres de circonstance en visitant des patients atteints de trichinellose ainsi qu'une fabrique de jambons. Cette approche épidémiologique panoramique pour analyser tous les facteurs de risque de la maladie était tout à fait novatrice pour l'époque.

L'information fondamentale rapportée par les deux scientifiques français de leur séjour en Allemagne fut que les larves de *Trichinella* étaient sensibles aux températures élevées. La consommation par les populations allemandes de viandes de porc peu cuites, ou simplement fumées était l'explication de ces fréquentes épidémies. Le risque demeurait plus faible en France où, traditionnellement, les produits carnés issus du porc étaient consommés bien cuits. Le message principal des scientifiques français à leurs autorités était donc de continuer à bien cuire la viande de porc.

L'auteur retrace ensuite méticuleusement et jusqu'à leur mort, l'évolution des brillantes carrières ultérieures de Delpech et

Reynal, résultat probable du succès de leur mission en Allemagne.

Enfin, l'auteur complète ce livre par une mise à jour des connaissances actuelles sur *Trichinella* et la maladie qu'elle provoque toujours de nos jours.

Félicitations les plus chaleureuses à mon collègue Dupouy-Camet pour nous avoir fait prendre conscience de cet épisode de la longue histoire de la trichinellose.

Professeur Fabrizio Bruschi,
École de Médecine, Université de Pise, Italie

Avant-propos

Cet ouvrage reconstitue une mission effectuée en 1866, en Allemagne, par un médecin (Auguste Louis Delpech) et un vétérinaire (Jean Reynal), tous les deux membres de l'Académie impériale de médecine.

L'objectif de cette mission était de mieux connaître la trichinose, une maladie nouvellement identifiée, liée à la consommation de viande de porc et sévissant en Allemagne. Lors de cette mission de plusieurs semaines, ils rencontrèrent les sommités médicales du temps en Allemagne, Virchow en particulier, et ils se forgèrent une opinion sur la maladie et sa prévention.

Avant cette mission, Delpech avait été chargé d'établir un rapport sur « *un de ces documents émané du gouvernement saxon* » et ayant pour titre « *Instruction sur le développement et la prophylaxie de la trichinose chez l'homme, publiée d'après les ordres du ministère royal de l'intérieur. Il sort des presses de l'imprimerie royale de Dresde. Sa date est de 1864* ». Ce rapport sera fait à l'issue de cette mission et mêlera des considérations bibliographiques sur le parasite et la parasitose à des données issues des nombreuses rencontres scientifiques effectuées en Allemagne.

Selon ce rapport, la crainte d'épidémies de trichinose en France n'était pas justifiée car les Français cuisent davantage la viande de porc que les Allemands. Il n'était donc pas recommandé d'établir « *une inspection générale et obligatoire des viandes de porc par le microscope* » mais simplement « *d'établir des relevés statistiques* » de la prévalence de la parasitose chez les porcs et « *de répandre par des circulaires dans les populations agricoles la connaissance des précautions à prendre pour les en garantir* ».

La trichinellose (nom moderne pour trichinose) est une zoonose parasitaire provoquée par diverses espèces de nématodes vivipares du genre *Trichinella.*

Une multitude de mammifères mais aussi quelques espèces d'oiseaux et de reptiles peuvent être infestées et ce, dans différents biotopes sous toutes les latitudes.

Le cycle évolutif des *Trichinella* a la particularité de se dérouler dans le même hôte qui héberge les parasites adultes dans sa muqueuse intestinale puis, les larves infectantes dans ses fibres musculaires squelettiques.

La contamination s'effectue par ingestion de viande parasitée, consommée crue ou insuffisamment cuite. Les manifestations cliniques associent fièvre, myalgies, œdème périorbitaire bilatéral et asthénie. La maladie peut être grave avec des complications neurologiques et cardiaques pouvant conduire au décès.

Au travers de la description de cette mission, l'auteur tentera de présenter les différents aspects du parasite et de la parasitose tels qu'ils étaient perçus au dix-neuvième siècle. L'auteur a repris les éléments de ses conférences à la Société française d'histoire de la médecine, à la Société d'histoire des sciences médicales et vétérinaires et lors de diverses réunions de la Commission internationale sur la trichinellose.

UNE INJONCTION MINISTÉRIELLE

En 1866, le ministre de l'Agriculture, du Commerce et des Travaux publics et en charge de la Santé (Louis Béhic[1]) décida d'envoyer une mission en Allemagne pour étudier la trichinose et « *pour constater l'état sanitaire actuel des contrées récemment frappées* ».

Nouvellement identifiée, la trichinose est une maladie provoquée par l'ingestion de viande de porc parasitée par le ver *Trichinella.* Elle se traduit chez l'homme par de la diarrhée, un syndrome grippal et un œdème de la face caractéristique.

Cette mission, dont le rapport fait l'objet de cet ouvrage, est confiée à Auguste Louis Delpech, professeur à la Faculté de médecine de Paris, et à Jean Reynal, professeur à l'École vétérinaire d'Alfort, tous deux membres de l'Académie impériale de médecine.

La mission officielle mentionne bien « *en Allemagne* » alors que cette nation n'a pas encore d'existence politique. La Confédération germanique, issue du traité de Vienne, qui réunit plusieurs États et principautés, perdurera jusqu'à l'été 1866, à l'issue de la bataille de Sadowa, victoire de la Prusse sur l'Autriche. Cette mission se déroulera donc en pleine période de tensions entre la Prusse et l'Autriche.

[1] Louis Henri Armand Béhic (1809-1891) est nommé à ce poste le 23 juillet 1865. Il est Inspecteur des Finances, ancien directeur des forges de Vierzon. Il suscite d'importantes enquêtes sur la Banque de France, sur le service des chemins de fer et sur l'état de l'agriculture (1866). Il est le promoteur du règlement sanitaire concernant le choléra.

Auguste Louis Delpech est né à Paris, en 1818, de Blaise Delpech, médecin. Auguste Louis, diplômé de la Faculté de médecine de Paris, travaille comme médecin à l'hôpital Necker. Il est professeur à la Faculté de médecine depuis 1853 et membre de l'Académie impériale de médecine depuis 1854.

Il est considéré comme un spécialiste de l'hygiène comme en témoignent ses travaux publiés : *Du muguet chez les enfants à la mamelle* (en collaboration avec le Pr Trousseau) (1845) ; *Histoire d'une épidémie de varicelle et considérations sur la nature de cette maladie* (1846) ; *Mémoire sur les accidents que développe, chez les ouvriers en caoutchouc, l'inhalation du sulfure de carbone en vapeur* (1856) ; *De la ladrerie du porc au point de vue de l'hygiène privée et publique* (1864).

Jean Reynal est né en 1816 à Vic-Fezensac (Gers) de Pierre Reynal, employé d'octroi. Diplômé de l'École vétérinaire de Maisons-Alfort en 1834, il devient vétérinaire militaire et est affecté aux 1er et 6e régiments de Lanciers de 1838 à 1847.

En 1847, il entre sur concours comme chef de clinique à l'École vétérinaire d'Alfort. En 1859, il préside la Société centrale de médecine vétérinaire[2] qui est l'ancêtre de l'Académie vétérinaire de France.

En 1861, Reynal est nommé professeur à l'École vétérinaire d'Alfort et membre de l'Académie impériale de médecine. Il a plusieurs publications à son actif : *Un mot sur les causes de*

---

[2] La Société de médecine vétérinaire et de médecine comparée est créée en 1844 par un groupe de vétérinaires parisiens. Peu après, vingt vétérinaires de la capitale fondent une seconde société : la Société vétérinaire du département de la Seine qui deviendra en fusionnant avec la première en 1848, la Société centrale de médecine vétérinaire. Par décret du 12 janvier 1928, le Président de la République Gaston Doumergue en fait l'Académie vétérinaire de France, dont les membres seront dorénavant élus avec ratification du ministre de l'Agriculture.

mortalité des chevaux dans la cavalerie française (1842) ; *Mémoire sur une maladie aphteuse qui a régné en 1841 sur le bétail du canton de St-Avold* (1843).

Il est responsable avec Henri Bouley de l'édition du *Nouveau dictionnaire pratique de médecine, de chirurgie et d'hygiène vétérinaire*[3] dans lequel il écrira de nombreux articles.

François Vallat note dans son ouvrage sur l'histoire de la peste bovine (2009)[4] que Jean Reynal « *ayant dénoncé trop haut le sort indigne fait aux vétérinaires militaires, [...] fit l'objet d'une punition disproportionnée qui l'amena à démissionner en 1846 [...]. Au décès d'Onésime Delafond* (1861)*, il fut nommé professeur de pathologie par le ministre et non suivant la cooptation d'usage, ce qui le désigna pour toujours à la vindicte de ses collègues* ».

Reynal avait traversé l'Allemagne en 1865 pour assister, à Vienne en Autriche, au Congrès international des vétérinaires du 21 au 27 août 1865. Le ministre en avait profité pour lui confier une mission d'observation concernant la peste bovine qui sévissait alors en Allemagne.

Delpech, dans le compte rendu de sa mission, lu à l'Académie impériale de médecine le 16 mai 1866, s'étendra sur les rencontres que les deux émissaires avaient pu faire outre-Rhin avec les spécialistes de la trichinose, « nouvelle maladie » non diagnostiquée en France. Cependant, que connaissait-on de la trichine et de la trichinose de ce côté-ci du Rhin en 1866 ?

---

[3] Ce dictionnaire sera un ouvrage de référence pour la profession durant toute la fin du dix-neuvième siècle et sera réédité à de multiples reprises.
[4] Vallat F. Les bœufs malades de la peste, la peste bovine en France et en Europe, XVIIIe-XIXe siècle, Presses universitaires de Rennes, 2009.

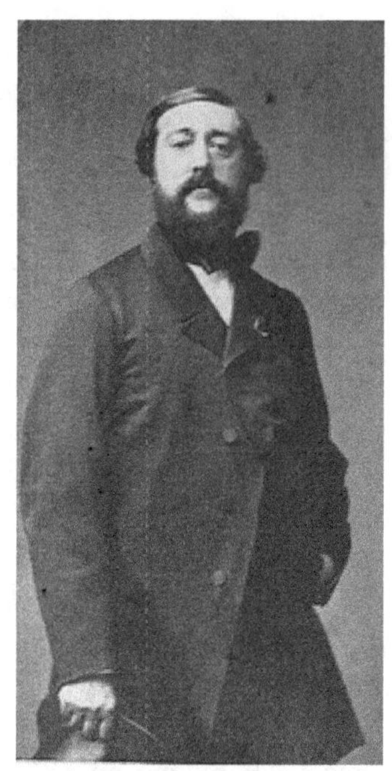

Auguste Louis Delpech
(Copyright Académie de médecine, cliché aimablement fourni par le Comité des travaux historiques et scientifiques, École nationale des Chartes).

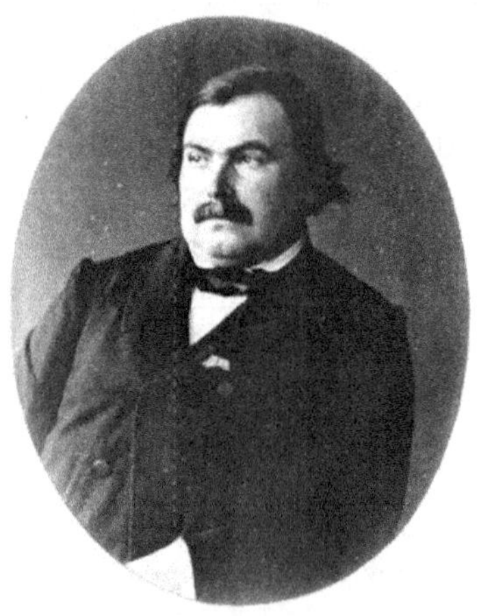

Jean Reynal
(collection François Vallat)

IDENTIFICATION DU PARASITE ET DE LA PARASITOSE (1835-1860)

La découverte du parasite incombe à **James Paget (1814-1899)** en 1835. Celui-ci, alors étudiant et âgé d'une vingtaine d'années, découvre dans les muscles d'un patient qu'il autopsie de petites formations blanchâtres. Le microscope y révèle un ver enroulé sur lui-même. Il transmet les préparations à **Richard Owen (1804-1892)**, jeune naturaliste londonien[5]. Il s'agit pour ce dernier d'un nouveau parasite qu'il décrit sous le nom de *Trichina spiralis.*

"*Upwards of fifteen distinct kinds of Entozoa or internal parasites are already known to infest the human body, but none have been found of so minute a size or existing in such astonishing numbers as the species about to be described. The body of an Italian [...] who had died in St Bartholomew's Hospital was brought into the dissecting room and it was observed by Mr. Paget an intelligent student that the muscles presented an uncommon appearance being beset with minute whitish specks*".

---

[5] Owen, apprenti chez un chirurgien de sa ville natale, s'initie à l'anatomie en regardant pratiquer des autopsies à la morgue de la prison locale. Il étudie ensuite la médecine à Édimbourg et à Londres. Membre du Collège royal des chirurgiens, il entreprend, comme assistant-conservateur au musée Hunter, d'y classer la riche collection de pièces anatomiques. En 1830, il y reçoit Georges Cuvier. Owen s'intéresse beaucoup à la paléontologie et inventera le mot « *dinosaure* ». En 1856, il devient surintendant du département d'histoire naturelle du *British Museum* ; département qu'il fera transférer, quinze ans plus tard, dans un nouveau bâtiment constituant ainsi le *Natural History Museum*. Owen entretint d'abord des rapports cordiaux avec Darwin, mais ils se brouillèrent après la parution en 1859 *De l'origine des espèces*, qu'Owen critiqua sévèrement. Darwin lui rendra la pareille dans une lettre au botaniste américain Asa Gray : « *No one fact tells so strongly against Owen* [...] *as that he has never reared one pupil or follower* ».

James Paget fera ensuite une remarquable carrière médicale et décrira de nombreuses maladies. Il deviendra le médecin personnel de la reine Victoria et du prince de Galles, et sera anobli en 1871.

Cette découverte de la trichine par Paget et Owen est rapportée par l'élève de Cuvier, **Henri de Blainville (1777-1850)** à l'Académie des sciences à la séance du 1er février 1836 où il « *met sous les yeux de l'Académie, de la part de M. Owen, un muscle grand pectoral d'un homme contenant un très grand nombre d'individus d'une espèce de vers...* ».

En 1866, Paget revient sur sa découverte dans une lettre adressée au *Lancet* et dont voici quelques extraits :

« *The man in whom the trichina was first observed died at the hospital on January 30th, 1835 [...]. The report soon ran through the dissecting-rooms that there was another body with spiculae of bone in the muscles. Examining some of these spiculae with a lens, I soon found that they were cysts, and almost directly afterwards ascertained that nearly every cyst contained a small worm coiled up. I was anxious to observe them with a microscope, and, possessing none, I applied to the only man of science whom I at that time knew in London, Mr. Children, principal keeper of the Natural History collection at the British Museum. He, I think, had no microscope, and he therefore took me to Mr. Robert Brown[6] [...]* ». *Mr. Brown at once lent me his simple dissecting microscope, with which I soon observed structures in the worm which were before*

[6] Robert Brown (1773-1858) est un chirurgien, botaniste et explorateur écossais. C'est lui qui a décrit pour la première fois le mouvement brownien en observant des pollens au microscope en 1827. À l'époque de la découverte de la trichine, il est conservateur du département de botanique du British Museum.

invisible [...]. As soon as the discovery of the entozoon was made known in our dissecting-room, portions of muscles were distributed far and wide, and among those to whom they were first carried was Mr. Owen. I was invited, as the discoverer of the entozoon, to communicate the facts respecting it to the Abernethian Society [...]. An abstract of my communication is in the second volume of the Abernethian Society's Transactions. It contains a description of the entozoon-not indeed complete, but I believe not inaccurate [...]. I proposed immediately afterwards [...] to send a description of it to the Medical Gazette, but from this I was dissuaded; and the admirable memoir of Professor Owen, much more complete and exact in zoological detail than anything I could have written, was communicated to the Zoological Society on Feb. 24th.
I am, Sir, yours faithfully.

James Paget, Harewood place, Hanover square, March 5th, 1866".

Dans les années qui suivirent de nombreux scientifiques contribuèrent à une meilleure connaissance du parasite et de son mode de transmission.

En 1846, le médecin naturaliste américain **Joseph Leidy (1823-1891)** observe des formations blanchâtres dans le porc qu'on lui sert au dîner[7]. À l'examen microscopique, ces formations apparaissent centrées sur des vers.

Dès 1845, pour **Félix Dujardin (1801-1860)**, professeur de zoologie à la Faculté de Rennes, « *tout porte à croire que ces* Trichina *sont les jeunes de quelque autre espèce de nématoïdes, qui se sont ainsi développés dans les kystes [...] il reste à savoir quelle espèce ils doivent représenter plus tard*

[7] Cette histoire de dîner est peut-être une légende !

[...] ou s'ils se sont produits spontanément ; car l'apparition de ces Trichina *est encore un des plus puissants arguments en faveur de la génération spontanée de certains helminthes* »[8].

Savoir de quelle espèce provenaient ces larves découle d'une démarche scientifique normale. Curieux, cependant, d'évoquer en 1845 une génération spontanée !

Cette notion de parasite immature était partagée à la même époque par le zoologiste et spécialiste d'anatomie comparée, **Karl Theodor von Siebold (1804-1885)**[9]. Pour lui[10] « Trichina spiralis *de l'homme est, sans aucun doute, un nématode enkysté et imparfait* ».

À la même époque, les recherches menées à Dresde par le médecin **Friedrich Küchenmeister (1821-1890)** sur une autre parasitose musculaire, la cysticercose, permirent de prouver sa relation avec le ténia intestinal et de décrire ainsi une partie de son cycle. Küchenmeister avait donné de la viande de porc contenant des larves cysticerques à des prisonniers en attente d'exécution, et, constata après leur exécution le développement d'adultes de *Taenia solium* dans leurs intestins.

Tous ces progrès dans la connaissance des cycles parasitaires ne pouvaient que faciliter l'identification du cycle de la trichine par deux acteurs majeurs : Virchow et Zenker.

---

[8] Histoire naturelle des helminthes ou vers intestinaux, Paris : Librairie encyclopédique de Roret, 1845.

[9] Siebold fut successivement professeur à Erlangen en 1840, à Fribourg en 1845, à Breslau en 1850 et à Munich en 1853. Il a décrit *Schistosoma haematobium* en 1851 avec Theodor Bilharz. En 1853 il décrypte le cycle du ténia *Echinococcus granulosus*.

[10] De Siebold CT & Stannius H. Nouveau manuel d'anatomie comparée, Paris : Librairie encyclopédique de Roret, 1850.

Rudolf Virchow (1821-1902) rapporte l'histoire de la découverte du cycle de la trichine dans sa monographie de 1864, traduite en français *Des trichines à l'usage des médecins et des gens du monde*. Virchow y écrit donc que dans les années 1850, « *Herbst*[11] *à Göttingen, constata le premier que l'on trouvait des trichines dans les muscles d'animaux nourris avec de la viande trichinée* ». Et à la même époque, Küchenmeister, toujours selon Virchow, « *supposait que la trichine se métamorphosait dans l'intestin en un autre ver, le trichocéphale* [12]».

Rudolf Leuckart (1825-1898), professeur de Zoologie à l'université de Giessen et également spécialiste des ténias, « *avait trouvé des trichines à l'état libre dans le mucus intestinal de rats qu'il avait nourris de viande trichinée, et le 28 septembre 1859, il fit, à l'Académie de médecine de Paris, la communication qu'il était parvenu à obtenir chez un porc une grande quantité de trichocéphales, en donnant de la viande trichinée* ».

Manifeste confusion de Leuckart !

Virchow poursuit « *pendant ce temps là, j'arrivais à un résultat tout différent. J'avais donné à un chien des trichines enkystées, mais vivantes, provenant de l'homme ; trois jours après leur ingestion, je trouvais déjà dans l'intestin des animalcules à l'état libres, très développés, et l'on pouvait*

---

[11] Ernst Friedrich Herbst (1803 -1893), médecin exerçant à Göttingen, mena une série d'expériences d'infestation de nombreux mammifères, oiseaux et amphibiens avec de la viande trichinée. Il croyait à tort que ces larves n'étaient « *rien de plus que de jeunes filaires arrêtées au stade du développement embryonnaire* ». Herbst était manifestement dans la lignée de Dujardin et von Siebold mentionnés plus haut.

[12] Les trichocéphales sont des vers parasites proches des trichines dans la classification mais qui sont strictement intestinaux et dont les femelles sont ovipares.

même distinguer le sexe car on apercevait les œufs et les cellules spermatiques ».

Virchow identifie donc le cycle du parasite dès 1858. Il identifie le danger de consommer du jambon cru et il démontre que les larves de trichine sont inactivées par la chaleur. Il publie ces résultats dans les *Comptes Rendus Hebdomadaires de l'Académie des Sciences de Paris* (1859-1860) ; Virchow était membre correspondant de l'Académie des sciences.

Dans la séance du 7 novembre 1859, Virchow commence sa communication par « *depuis quelques temps, je me suis spécialement occupé de rechercher la présence du* Trichina spiralis *dans les muscles de l'homme [...]. L'histoire du* Trichina *étant peu connue, je résolus de tenter quelques expériences et d'en faire manger à un chien [...] je rencontrai dans le mucus qui remplissait la partie supérieure de l'intestin grêle, un nombre très considérable de* Trichina *libres et vivants* ».

La maladie est identifiée en 1860 par **Friedrich Albert Zenker (1825-1898)**. Le 12 janvier 1860, une femme de 20 ans est hospitalisée pour asthénie, fièvre et douleurs abdominales. En dépit du diagnostic initial de typhoïde, apparaissent des myalgies, des œdèmes des membres. La patiente décède rapidement de complications pulmonaires. Zenker, spécialiste de pathologie microscopique, pratique l'autopsie de la patiente décédée et trouve des larves dans les muscles et, dans l'intestin, des adultes similaires à ceux décrits par Virchow après l'infestation de chiens. Zenker se rendra dans la ferme de la région de Plauen où la jeune femme s'était contaminée. Il identifiera plusieurs cas similaires dans l'entourage et observera des larves de trichine dans la viande de porc consommée par cette patiente et conservée au saloir.

L'Académie des sciences, en 1864, attribuera à Zenker, un prix de Médecine de deux mille cinq cents francs (ce qui correspond à environ 5 000 euros actuels) pour son « *Mémoire sur une maladie parasitique qui s'est révélée subitement promoteur de la maladie trichinaire* ».

Virchow donne, début 1860, de nouvelles précisions sur le cycle de la trichine dans une nouvelle Note à l'Académie des sciences. En effectuant des passages itératifs du parasite chez des lapins, il observe dans leurs muscles des *« millions de trichines »* entrainant la mort des animaux infectés par « *atrophie musculaire progressive* ». En outre « *peu d'heures après l'ingestion des muscles malades, les trichines dégagées des muscles se trouvent libres dans l'estomac [...] et arrivent ensuite dans l'intestin grêle pour s'y développer »*. Bientôt, « *il se développe, dans le corps des trichines femelles, de jeunes entozoaires vivants. Ceux-ci sont expulsés par l'orifice vaginal et je les ai retrouvés, sous forme de petits filaires dans les glandes mésentériques [...]. En continuant leurs migrations, ils pénètrent jusque dans l'intérieur des faisceaux musculaires [...]. Dès la cinquième semaine, commence leur enkystement »*.

Plus loin, « *je dois à l'obligeance de M. le professeur Zenker de Dresde les muscles de la femme avec lesquels j'ai commencé cette série de recherches* ».

Virchow conclut qu'« *il est des cas mortels d'infection qui ne peuvent être reconnus qu'avec le microscope* » par l'observation de nombreuses larves dans les muscles et non encore enkystées. « *Jusqu'ici, on n'a reconnu ces cas chez l'homme qu'après qu'était survenue une sorte de guérison, alors que les symptômes se rapportant à l'évolution récente des trichines étaient oubliés depuis longtemps. En recueillant exactement les antécédents chez les malades qui ont éprouvé les symptômes précités, on verra probablement bientôt augmenter le nombre de cas de maladies à trichines* ».

Les travaux de Virchow et Zenker permirent d'incriminer le parasite dans la survenue de très nombreuses, meurtrières et mystérieuses épidémies villageoises qui sévissaient régulièrement en Allemagne, en particulier en Saxe, et faisaient évoquer la typhoïde. Certains médecins de l'époque avaient lié ces cas d'intoxications collectives à la consommation de jambons que l'on pensait empoisonnés.

C'est ce que constate également Delpech dans son rapport : « *Dès que les recherches de Zenker, de Virchow et de Leuckart furent connues, un certain nombre de médecins affirmèrent que précédemment ils avaient donné leurs soins à des individus qu'ils avaient considérés comme frappés d'affections variées et qui, bien certainement, étaient atteints de trichinose* ».

LE CONTEXTE HISTORIQUE DES ANNÉES 1865-1866

L'année 1865 voit la fin de la guerre de Sécession aux États-Unis et... la conquête du Cervin par l'alpiniste britannique Edward Whymper.

Du 4 au 11 octobre 1865, Bismarck et Napoléon III se rencontrent à Biarritz. En échange de la neutralité française dans les affaires allemandes, le chancelier Bismarck propose à Napoléon III une entente italo-prussienne qui stipulerait, en cas de défaite de François-Joseph Ier d'Autriche, le transfert de la Vénétie au royaume d'Italie.

1865, c'est aussi l'inauguration du grand magasin le Printemps à Paris, la création de *Tristan et Isolde* par Richard Wagner à Munich, la dépose du brevet de la pastorisation par Louis Pasteur et la publication par Claude Bernard de son *Introduction à l'étude de la médecine expérimentale*.

L'année 1866 commence par une tempête mémorable. Dans la nuit du 10 au 11 janvier 1866, des vents de la force d'un ouragan se mettent à souffler sur le littoral de la Manche. Des dizaines de navires sont alors jetés à la côte.

Le 28 janvier 1866, le médecin explorateur britannique David Livingstone débarque à Zanzibar pour commencer sa longue exploration du réseau hydrographique d'Afrique centrale au terme de laquelle il sera retrouvé cinq ans plus tard par Stanley sur les bords du lac Tanganyika.

En février 1866, le secrétaire d'État américain Seward ordonne à Napoléon III de retirer ses troupes du Mexique. La fin de la guerre de Sécession et la menace prussienne à ses frontières contraignent la France à évacuer le Mexique avant terme laissant Maximilien face aux troupes de Benito Juárez.

Le 9 avril, Bismarck présente à la Diète un projet de constitution d'une Confédération de l'Allemagne du Nord, avec un Parlement élu au suffrage universel.

En juin 1866, les explorateurs français, Doudart de Lagrée et Garnier, commencent leur reconnaissance de la vallée du Mékong jusqu'en Chine. Ils visiteront Angkor et le Yunnan et atteindront Shanghaï deux ans plus tard après avoir redescendu la vallée du Yang Tsé Kiang.

Le 7 juin 1866 voit le début de la guerre entre l'Autriche et la Prusse pour le contrôle du Schleswig-Holstein. Puis, le 15 juin, les Prussiens envahissent la Saxe sans rencontrer de résistance puis marchent vers la Bohême. S'ensuit toute une série d'escarmouches : le général von Falkenstein envahit le Hanovre qui capitule le 29 juin puis il envahit la Hesse et défait les Bavarois à la bataille de Bad Kissingen le 10 juillet.

Le 20 juin, l'Italie déclare la guerre à l'Autriche mais est battue le 24 juin par les Autrichiens à la bataille de Custoza. Mais le 3 juillet c'est l'Autriche qui est battue par von Moltke à la bataille de Sadowa. Napoléon III laisse battre l'Autriche, en n'intervenant pas. Il laisse la porte ouverte à l'unité allemande sous l'autorité prussienne.

Le premier câble télégraphique transatlantique reliant les États-Unis à l'Europe est opérationnel le 27 juillet.

Le 2 août, François-Joseph Ier d'Autriche signe l'armistice de Nikolsburg, suivie de la paix de Prague le 23 août. L'intégrité territoriale de l'Autriche-Hongrie est respectée (hormis la Vénétie) mais l'Autriche doit quitter la confédération germanique et doit verser 20 millions de florins d'indemnités de guerre à la Prusse.

Bismarck écarte définitivement les Habsbourg des affaires allemandes et peut organiser une Confédération de l'Allemagne du Nord en annexe le Hanovre, la Hesse-Cassel, Nassau, Francfort et le Schleswig-Holstein.

Le 20 août, Victor Duruy, ministre de l'Instruction publique, crée le Certificat d'études primaires.

Le 10 septembre, en représailles au massacre de neuf missionnaires en mars, les Français montent une expédition punitive en Corée.

En 1866, Manet, Courbet, Monet, Sisley, Degas, Corot et Millet sont à leur apogée. Les célèbres tableaux, *Les Joueurs de Fifre* et *L'Origine du monde* sont peints respectivement par Manet et Courbet.

Cette même année, Paul Verlaine publie les *Poèmes saturniens* et Alphonse Daudet, les *Lettres de mon moulin.*

En octobre 1866, c'est la première de *La Vie parisienne*, l'opéra bouffe de Jacques Offenbach au théâtre du Palais-Royal.

Enfin, le moine et botaniste autrichien Gregor Mendel publie, en 1866, ses travaux sur les lois de l'hérédité.

LA TRICHINOPHOBIE AMBIANTE DES ANNÉES 1860

Nouvellement décrite, la maladie semblait alors terroriser l'Europe entière comme en témoignent la publication d'un grand nombre de monographies sur le sujet et sa mention dans la littérature, l'art populaire et les caricatures.

L'étudiant criminel Raskolnikov dans les dernières pages du roman de Dostoïevski[13], *Crime et Châtiment* (1866), alors qu'il est prisonnier en Sibérie, rêve que « *le monde entier était condamné à devenir la victime d'un fléau inouï et effrayant qui venait d'Asie et envahissait l'Europe [...], des trichines d'une espèce nouvelle avaient fait leur apparition ; c'étaient des vers microscopiques qui s'insinuaient dans l'organisme de l'homme, mais ces êtres étaient des esprits pourvus d'intelligence et de volonté. Les gens qui les avaient ingérés devenaient immédiatement possédés et déments* ».

Dostoïevski décrit parfaitement l'encéphalite, une des complications graves de la parasitose.

En France, dans le *Dictionnaire de la langue verte*[14] (édition de 1866), une *« trichine »* est définie comme *« une petite dame naturellement mêlée à toutes les cochonneries sociales, et qui peut empoisonner les imprudents qui la consomment la trouvant appétissante ».* *« Se trichiner »* signifie *« déjeuner avec de la charcuterie ».*

---

[13] Dostoïevski FM. Crime et Châtiment, trad. fr. Bruxelles : La Boétie, 1945.

[14] Delveau A. Dictionnaire de la langue verte, Paris : Dentu, 1866, 1883.

Et l'auteur du Dictionnaire de préciser :
« *L'expression est de cette année [1866], qui datera dans les fastes de la peur par l'invention des trichines que certains médecins allemands – ou iroquois – affirment être par milliers dans la viande de porc. Les jambons sont en discrédit* ».

Une assiette commémorative à décors imprimés de la faïencerie de Choisy-le-Roi[15], légendée « *L'année 1866, la trichinose* », montre un paysan normand agenouillé devant ses porcs et invoquant le ciel : « *Oh Bon Saint Antoine préserve nous de cette horrible maladie* ».

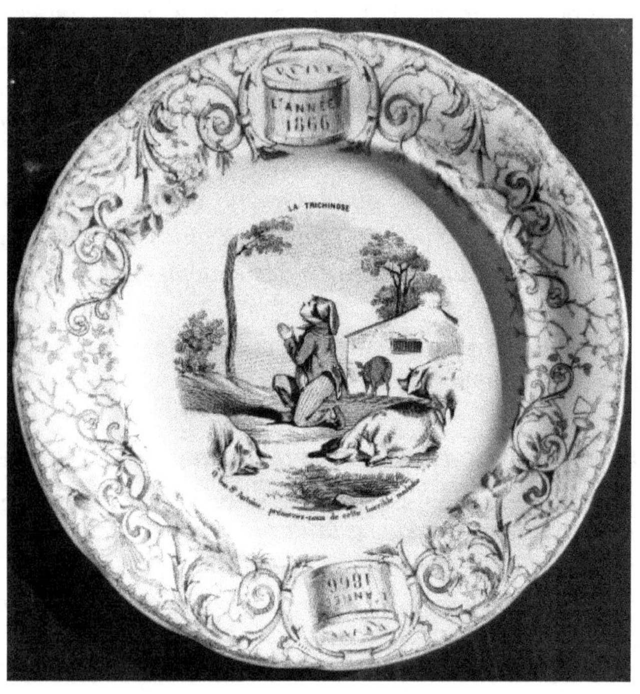

Assiette commémorative de l'année 1866
(faïencerie de Choisy-le-Roi ; collection J. Dupouy-Camet)

---

[15] De 1804 à 1938, la faïence de Choisy-le-Roi constitue l'une des principales activités industrielles de cette ville.

Un dessin de Cham[16], publié en 1866 dans le journal illustré satirique *Le Charivari*[17], montre une femme arrêtant le geste d'un charcutier sur le point d'égorger un porc : « *Avant de le tuer, parle-lui allemand ! S'il comprend, je n'en mange pas ! la trichinose est en Allemagne !* ».

La légende d'une autre caricature de Cham est aussi très démonstrative. On y voit des soldats avec des casques à pointes charger des cochonnets dans la gueule de canons : « *l'Allemagne cherchant à intimider l'Europe en se servant de la trichine comme projectile* ».

Les nombreuses épidémies allemandes contemporaines, associées parfois à d'importantes mortalités, justifiaient sans doute ces inquiétudes, corroborées par de nombreuses publications scientifiques. Entre 1858 et 1869, quarante et une épidémies furent rapportées en Allemagne. Les plus spectaculaires furent celles de Hettstedt (1863) avec cent cinquante-huit cas dont vingt-sept décès (létalité de 17 %) et de Hedersleben (1865) avec trois cent trente-sept cas dont cent décès (létalité de 29 %).

Plusieurs facteurs politiques et commerciaux pouvaient avoir aussi majoré cette crainte irraisonnée de la maladie et justifier cet engouement éditorial. La vision économique très libérale de l'empereur Napoléon III le conduisit à conclure en 1862 un traité de libre-échange avec la Prusse et son union douanière,

---

[16] Cham, pseudonyme d'Amédée de Noé (1818-1879), est un caricaturiste célèbre de l'époque. Il était le fils de Louis, Comte de Noé et Pair de France.

[17] Premier quotidien illustré satirique du monde, *Le Charivari* parut de 1832 à 1937. Ses caricaturistes les plus marquants furent Gustave Doré, Henri Rochefort, Cham et Honoré Daumier.

le Zollverein[18]. La communauté agricole française craignait, sans doute, une importation massive de porcs potentiellement trichinés.

Enfin, l'accession au pouvoir du chancelier prussien Otto Von Bismarck, son action pour construire l'unité de l'Allemagne, peut aussi avoir inquiété une population se rendant compte de la puissance naissante de l'état allemand.

Plusieurs parasitologues français de la fin du vingtième siècle (Jacques Lapierre, Patrice Bourée…) définissaient la trichinose comme la « *maladie des grosses têtes des officiers prussiens* »[19]; les hommes de troupe se nourrissant de végétaux ne contractaient pas la maladie. Si l'on retrouve dans les traités anciens (Gould, 1970) ou même dans le rapport de Delpech, la notion de « maladie des grosses têtes », on n'y trouve pas de référence à la Prusse. Il n'a pas été possible de trouver l'origine de cette expression faisant référence aux officiers prussiens.

---

[18] Boiteau P. Traité conclu le 2 août 1860 entre la France, la Prusse et les États du Zollverein qui y accéderont. *In* : Les traités de commerce, Paris : Guillaumin et Cie, 1863.

[19] Voir en particulier Bourée P et Coco Cianci O. Aspects actuels de la trichinose. Le Concours Médical, 21 mai 1985, page 1691.

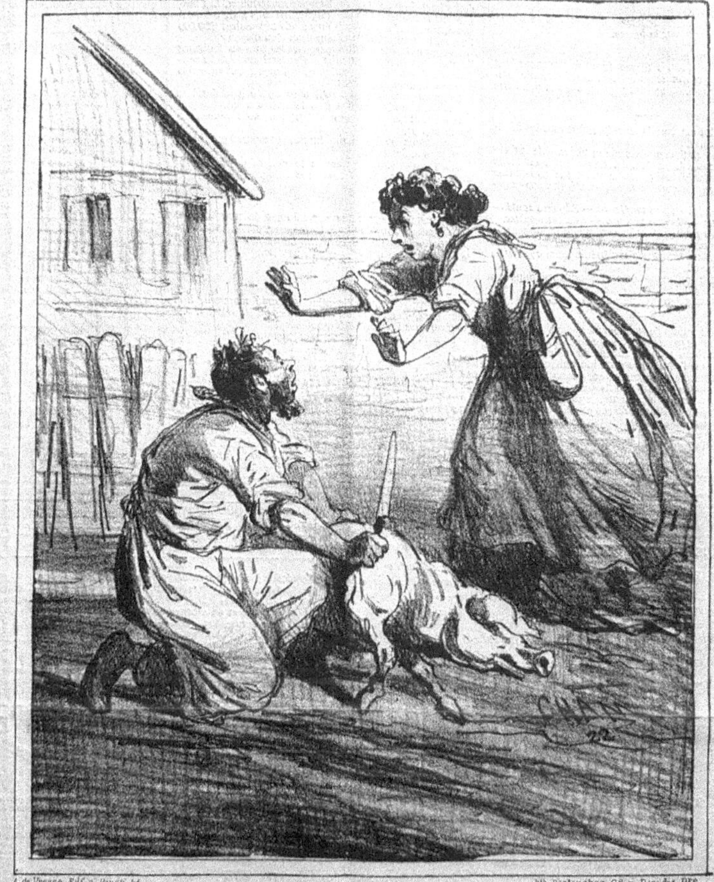

Dessin de Cham (1866) dans le Charivari

« Avant de le tuer, parle-lui allemand ! S'il comprend, je n'en mange pas ! la trichinose est en Allemagne ! » (collection J. Dupouy-Camet)

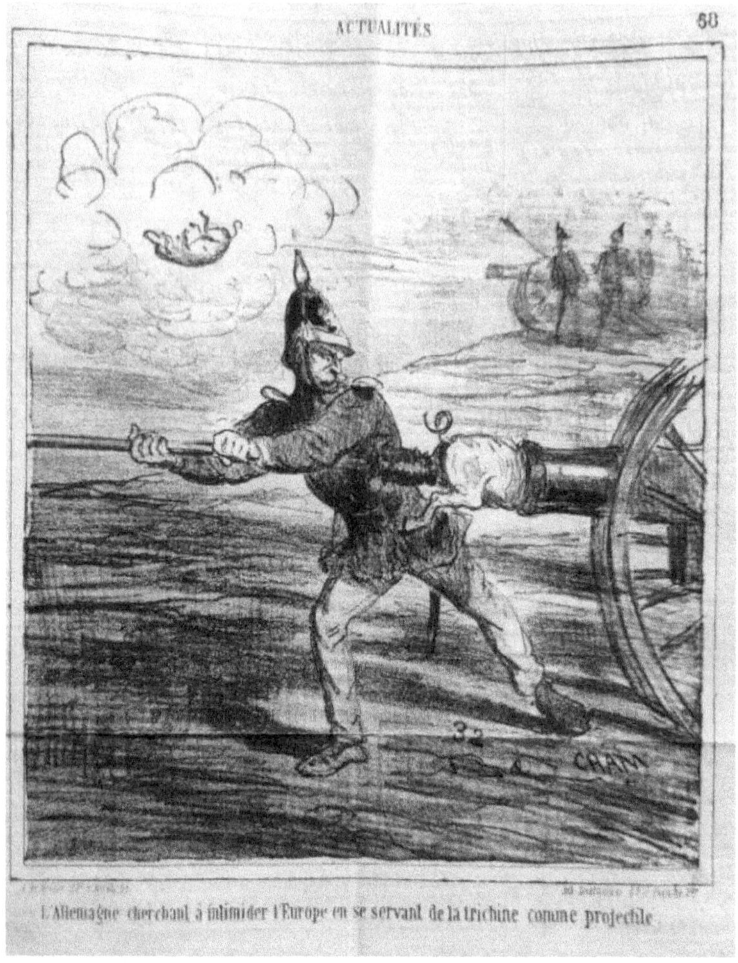

Dessin de Cham (1866) dans le Charivari
« L'Allemagne cherchant à intimider l'Europe en se servant de la trichine comme projectile » (collection J. Dupouy-Camet)

DÉROULÉ DE LA MISSION DE 1866

Les dates précises de la mission sont inconnues et le rapport au ministre introuvable. On suppose qu'elle s'est déroulée au premier trimestre 1866.

Dans la séance du 20 février 1866 à l'Académie de médecine, le président Bouchardat[20] annonçait que :

« *Le ministre du commerce et des travaux publics vient de charger deux membres de l'Académie, MM Reynal et Delpech, d'une mission importante pour l'étude des trichines* ». À noter que dès « *les premiers mois de 1865, S. ex. le ministre [...] avait saisi l'Académie impériale de médecine de l'examen de la question, et ce corps savant avait chargé un de ses membres, M. le Dr Delpech, professeur agrégé à la faculté de Médecine de Paris, de lui rendre compte de différents documents* ».

Delpech présentera son rapport à l'Académie de médecine le 16 mai 1866. Ce rapport fut aussitôt publié sous la forme d'une monographie d'une centaine de pages réparties en dix-sept chapitres. C'est une excellente revue des connaissances contemporaines sur la trichine, incluant les échanges des émissaires avec les scientifiques allemands et leurs propres observations sur place.

---

[20] Apollinaire Bouchardat (1806-1886) est placé dès l'âge de 8 ans chez son oncle, pharmacien à Avallon. Il étudie à l'École de pharmacie de Paris puis devient médecin cinq ans plus tard. Il est ensuite chef-pharmacien à l'Hôtel-Dieu de Paris, où il effectue l'essentiel de sa carrière. Au milieu des années 1850, il devient professeur d'hygiène à la Faculté de médecine et membre de l'Académie impériale de médecine qu'il préside en 1866. Il est considéré comme le fondateur de la diabétologie.

La vingtaine de scientifiques, médecins et vétérinaires rencontrés dans six villes universitaires allemandes mirent à leur « *disposition et leur expérience et leur utile direction* » comme le remarque Delpech.

Reynal et Delpech purent également étudier à Nietleben, dans la banlieue de Halle, un petit foyer de trichinose humaine et étudièrent, à Mayence, la fabrication des jambons.

Compte tenu de toutes ces visites, la mission, facilitée par l'hiver doux de 1866, a sans doute pris plusieurs semaines. Il est probable que le train fut le moyen de transport utilisé par les missionnaires bien que le mode de transport ne soit jamais évoqué dans le rapport de Delpech. D'après le Courier des Chemins de fer de 1860[21], le voyage de Paris à Berlin prenait 26 heures par les chemins de fer du Nord : « *en partant à 9h15 du matin on couche à Cologne. De là on part à 6h30 du matin et on arrive le même soir à Berlin* ». Le prix était de 140,50 francs en 1re classe (soit environ 300 euros). Le trajet actuel en train prend une dizaine d'heures.

La distance parcourue par Delpech et Reynal pour ce voyage d'étude peut être estimée à plus de 3 000 kilomètres.

---

[21] Courier des Chemins de fer (1860, n° 381). Disponible à https://gallica.bnf.fr/ark:/12148/bpt6k6215524n/f2.item).

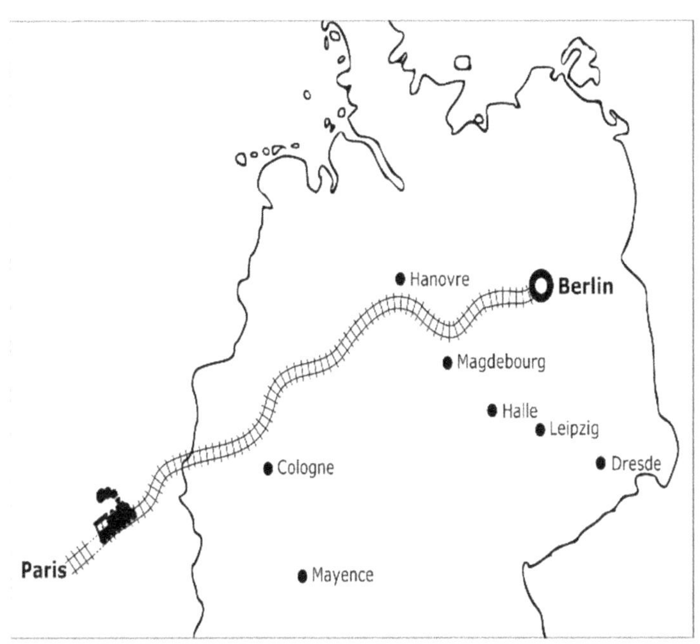

Les différentes localités visitées
(dessin M. Gharbi)

Thierry Hueber, un collègue médecin, rencontré chez les randonneurs d'Armeau, et homme de lettres, a eu la gentillesse d'imaginer les échanges entre Delpech et Reynal lors de leur long voyage en train vers l'Allemagne.

Ces lignes, basées sur des faits historiques et scientifiques, ont le mérite de rendre vivants ces personnages un peu anonymes du dix-neuvième siècle.

Voici comment Thierry Hueber décrit ce voyage :

Assis sur la banquette capitonnée de l'express Bruxelles-Cologne filant à plus de quarante kilomètres heure, le professeur Delpech est marqué par une profonde lassitude. Les trépidations du wagon et l'odeur âcre des fumées respirées depuis Paris l'ont épuisé. Il pose son journal, regarde d'un air las son voisin d'en face et lui demande :

— Mon cher Reynal, dites-vous bien que, si cette machine infernale qui nous remorque, accepte de continuer d'avancer et si nous résistons au traitement qu'elle nous inflige, ce soir nous serons à Cologne et demain à Berlin où nous saurons enfin si ce porc prussien qu'on redoute de manger en France parce qu'on le pense infecté par la trichine vaut bien une guerre.

Le Professeur Reynal qui sommeillait un peu, secoue doucement la tête, et se fait répéter la question. Il lui répond alors :

— Mon cher Delpech, je comprends votre humour, cependant, dans votre journal que j'ai lu tout à l'heure, vous avez dû voir l'article sur les tensions entre les Autrichiens et la Prusse à propos du Schleswig-Holstein faisant craindre un nouveau conflit... Cela me rappelle la campagne d'Italie où aux côtés de l'Empereur et de Cavour, nous avons, nous-mêmes, défait les Autrichiens. Mon ancien régiment de lanciers y était. Mais aujourd'hui, la volonté expansionniste de ce Bismarck me fait craindre un conflit avec la France malgré sa rencontre à Biarritz avec notre empereur en octobre dernier. Je ne pense pas que l'importation de porc prussien puisse y changer quelque chose. L'Empereur devrait plutôt se préoccuper de l'état pitoyable de notre armée.

— Croyez-vous ? rétorque dubitativement Delpech, l'Empire avec ses alliances est fort. Laissez Bismarck s'épuiser à l'est. La diplomatie fera le reste.

À LA RENCONTRE DES SCIENTIFIQUES ET MÉDECINS ALLEMANDS

À Magdebourg, Reynal et Delpech rencontrent le médecin et hygiéniste **Johann Paul Niemeyer (1832-1890)**. Celui-ci est assistant à l'*Altstädtische Krankenhaus.* Niemeyer ne fit pas de carrière universitaire mais organisait des conférences éducatives en santé publique et est l'auteur en 1866 d'un *Trichinen - Catechismus in Fragen und Antworten für Nicht-Aerzte* (*Les trichines - Un catéchisme en question et réponses pour les non-médecins*). En 1878, il devint chef de l'association pour le développement de la santé publique à Berlin et il y poursuivit ses actions prophylactiques.

À Leipzig, Delpech note : « *nous avons pu recueillir auprès de Wunderlich quelques faits intéressants, et le professeur nous a donné sur ses observations personnelles de longs et curieux détails* ».

Nous n'en saurons pas davantage sur ces curieux détails donnés par **Carl Reinhold Wunderlich (1815-1877)**. Celui-ci est médecin, psychiatre et inventeur de la prise de température. Il est professeur et directeur médical de l'Hôpital universitaire de Leipzig.

Delpech ajoute : « *C'est ici le lieu de placer un fait du plus haut intérêt et qui m'a été raconté par le professeur Wagner. Vers le commencement de février 1866, il enlevait, chez un homme d'environ cinquante ans, un cancer épithélial de la lèvre inférieure ; l'examen microscopique lui démontra l'existence de trichines dans le muscle orbiculaire [...]. Le malade racontait que dix ans auparavant, il avait été atteint d'une maladie, que l'on avait caractérisée du nom de fièvre typhoïde et qui avait eu pour symptômes un œdème de la face et de violentes douleurs dans tous les membres ; la durée de la maladie avait été de plusieurs mois ; un certain nombre d'individus étaient atteints des mêmes symptômes dans le bourg qu'il habitait* ».

Ernst Leberecht Wagner (1829-1888), médecin et professeur d'anatomie à l'Université de Leipzig, rapporte également à Reynal et Delpech qu'il rencontre des trichines enkystées dans les muscles dans 4 à 6 pour cent des autopsies.

À Dresde, où ils ont « *trouvé les indications les plus précieuses* », ils rencontrent **Friedrich Küchenmeister (1821-1890)**, connu pour avoir décrypté le cycle des cestodes et en particulier du ténia du porc (voir plus haut).

« *Küchenmeister, un des auteurs de la belle découverte des générations alternantes et des migrations des helminthes, nous a fait assister à d'intéressantes expériences* ».

Mais Delpech ne donne pas le détail de ces expériences !

Carl Ludwig Fiedler (1835-1921), médecin prosecteur à l'Hôpital municipal de Dresde, « *dont vous connaissez les belles recherches sur la trichinose [...] nous a montré ses magnifiques préparations* ». Fiedler avait été, à Leipzig, l'étudiant de Wunderlich. Il fera toute sa carrière dans les hôpitaux de Dresde et sera conseiller médical de la famille royale de Saxe.

August Theodor Leisering (1820-1892), Berlinois d'origine et professeur de médecine vétérinaire à l'École vétérinaire de Dresde depuis 1857, leur raconte : « *qu'ayant eu récemment la pensée d'examiner à Dresde les rats de la voirie et du jardin zoologique, il avait trouvé sur six vieux rats, dont les muscles avaient été soigneusement observés, cinq cas de trichinose* ».

Participant au Congrès vétérinaire de Vienne de 1865, Leisering connaissait probablement Reynal.

Delpech et Reynal discutent aussi avec Leisering de la difficulté à trouver des trichines dans des préparations de viande : « *un porc fut abattu à Görlitz, en Silésie, où fonctionne l'examen obligatoire. Un vétérinaire, chargé de l'inspection le reconnut trichiné et le fit saisir. Le propriétaire, lésé dans ses intérêts, contesta la réalité de l'infection, et fit envoyer à l'École vétérinaire de Berlin une certaine quantité de chair musculaire en demandant une contre-expertise. Le professeur Müller pratiqua onze examens sans constater la présence des trichines* ».

Il faudra examiner quarante préparations pour en trouver quatre parasitées. Leisering est également contacté et, après l'examen attentif de quatorze préparations, il ne trouve aucune trichine. « *Ayant cependant continué ses recherches* », il avait pu « *constater enfin la présence de trichine... Ainsi deux hommes rompus à cet examen, placés par leur science et leur position bien au-dessus de la plupart des inspecteurs, n'ont découvert qu'à grand peine dans le même animal l'existence de la trichinose* ».

À Hanovre, ils rencontrent le professeur **Andreas Christian Gerlach (1811-1877)**. Celui-ci est le directeur de l'École vétérinaire et auteur d'une monographie sur le parasite *Die Trichinen (Les trichines)* publié dans cette même ville en 1866. Participant actif au Congrès vétérinaire de Vienne de 1865, comme Leisering mentionné plus haut, Gerlach devait également avoir déjà rencontré Reynal. Gerlach sera nommé, en 1872, professeur et directeur à l'École vétérinaire de Berlin où sa statue est toujours visible.

Delpech rappelle que : « *les professeurs Gerlach et Günther*[22] *avaient placé dans la même étable deux porcs, dont l'un venait d'ingérer récemment de la chair trichinée, et dont le second était sain. Ce dernier fut trouvé quelque temps après chargé de trichines. Il ne pouvait y avoir de doute sur la manière dont il s'était infecté : il avait mangé les excréments de son compagnon de cellule, avec lesquels des femelles de trichines fécondées, pleines d'œufs et d'embryons vivants, avaient été rejetées au dehors. L'examen microscopique a d'ailleurs plusieurs fois (quatre sur douze) permis à ces savants observateurs de constater dans des matières fécales l'existence des trichines* ».

Le parasite est également souvent présent chez les porcs de cette région. « *La consommation annuelle est, d'après Gerlach, de 15 000 porcs environ ; depuis vingt et un mois que l'inspection est obligatoire, on a saisi neuf porcs trichinés dans la ville, deux autres l'ont été dans les communes rurales. D'après un renseignement authentique qui nous a été donné par M. le comte de Reiset*[23]*, ministre de France à Hanovre, on aurait trouvé, dans le Brunswick, seize porcs trichinés sur 14 000* ».

Par ailleurs *« à Hanovre, les inspecteurs chargés de l'examen des viandes choisissent le diaphragme, les muscles inter-costaux et les masséters* ».

En outre « *le professeur Gerlach m'a permis de constater à l'École vétérinaire de Hanovre la trichinose chez une génisse, chez laquelle l'infection datait déjà de dix-huit à dix-neuf*

---

[22] S'agit-il de Johann Heinrich Friedrich Günther (1774-1858), directeur de l'École vétérinaire de Hanovre de 1847 à 1858 ou de son fils Karl Günther (1822-1896), directeur de l'École de 1870 à 1880, au départ de Gerlach pour Berlin ?

[23] Gustave de Reiset (1821-1905), diplomate, homme de lettres et collectionneur français.

mois... ». Cette observation est surprenante car les animaux polygastriques sont considérés comme réfractaires au parasite. « *Un poulain se trouvait dans le même cas, et ne paraissait souffrir en rien de la présence des parasites* ». Rappelons que la viande de cheval fut incriminée dans plusieurs épidémies qui sévirent en France et en Italie à la fin du vingtième siècle.

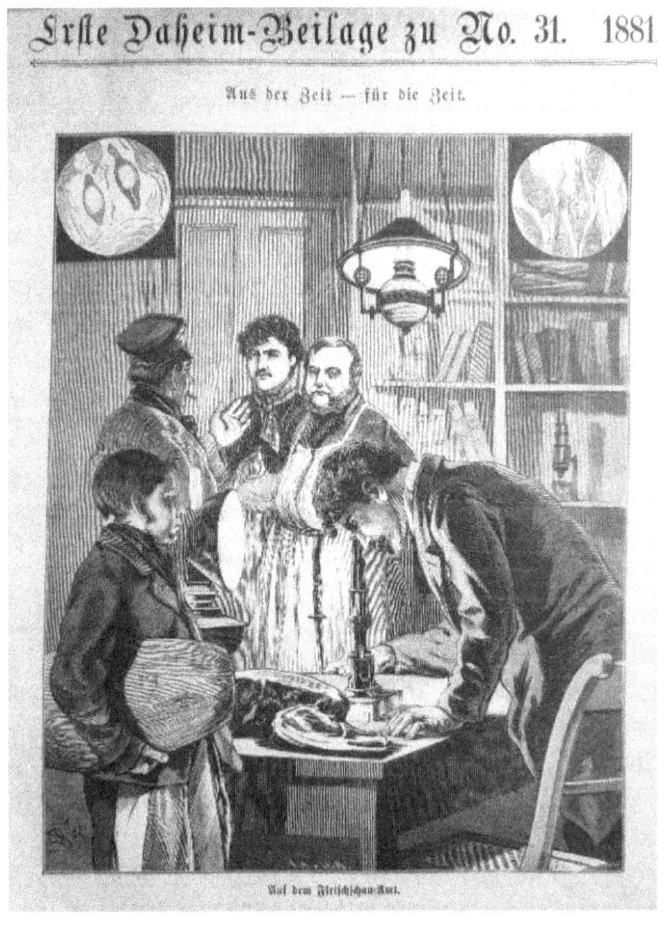

Erste Daheim-Beilage zu No. 31. 1881

Aus der Zeit — für die Zeit.

Auf dem Fleischschau-Amt.

Contrôle trichinoscopique des viandes en Allemagne (1881)

Supplément au magasine bimensuel Daheim (« A la maison »). Daheim : était un journal familial illustré publié de 1864 à 1943 à Leipzig, Bielefeld et Berlin (collection J. Dupouy-Camet).

Ce contrôle trichinoscopique était effectué dans beaucoup de localités allemandes au moment de la visite de Delpech et Reynal.

À Halle, Delpech et Reynal rencontrent « *le professeur Kühn, dont les beaux travaux trouveront plus loin leur place* ».

Julius Gotthelf Kühn (1825-1910) est professeur d'agriculture à l'université de Halle. Il est considéré comme un des grands réformateurs de l'agriculture moderne et un des fondateurs de la pathologie végétale. Il identifie, en 1858, un nématode parasite de plantes : l'anguillule des céréales et des bulbes (*Ditylenchus dipsaci*).

Delpech rapporte des travaux sur d'éventuelles présences de trichine dans les vers de terre et les mouches : « *il a été démontré par les recherches de Kühn, chargé par le gouvernement prussien de cet examen, et par celles de Virchow, [...] que la première de ces assertions était erronée. Quant à la présence des trichines chez les larves de mouche, elle a été constatée par Gerlach, mais elles se trouvaient dans l'estomac de ces animaux à la nourriture desquels elles avaient servi, et elles étaient mortes* ».

Kühn évoque une méthode de prélèvement permettant d'objectiver la présence de trichines chez un malade (l'actuelle biopsie musculaire) : « *si les difficultés du diagnostic peuvent persister pendant les premiers temps de la maladie, elles disparaissent du moment que l'immigration des embryons dans les muscles s'est effectuée. À cette époque, en effet, leur présence peut être démontrée par une petite opération fréquemment pratiquée en Allemagne et qui, provoquant une douleur modérée, n'a jamais de conséquence fâcheuse : je veux parler de l'enlèvement par le harpon [...] d'une parcelle de muscle. Pour peu qu'une trichinisation un peu abondante se soit produite, on trouve [...] sous le microscope des trichines encore libres* ».

Kühn fait référence ici à la méthode mise au point quelques années auparavant par **Nikolaus Friedreich (1825-1882)** à Heidelberg[24]. Friedreich était un médecin, neurologue et pathologiste bavarois qui avait étudié et pratiqué la médecine à l'Université de Würzburg, en particulier sous la tutelle de Virchow. Il devint plus tard professeur de pathologie et de thérapie à l'Université de Heidelberg, où il restera pour le reste de sa carrière.

Berlin est le haut lieu de la recherche sur la trichinose et où officient Müller et Virchow.

Les deux Français y discutent avec **Carl Friedrich Müller (1825-1901)**, répétiteur à l'École vétérinaire de Berlin, des méthodes de diagnostic de la trichinose chez le porc.

Delpech remarque que « *si le porc vivant atteint de la trichinose ne présente aucun caractère extérieur qui puisse la faire reconnaître, la difficulté n'est pas moindre lorsque l'animal est abattu. La chair du porc trichiné, examinée à l'œil nu, ne se distingue en aucune façon de la chair saine. [...]. C'est ce que j'ai pu constater à Berlin chez le premier animal reconnu infecté dans cette ville et enlevé à la consommation. Depuis quelque temps déjà, les bouchers de cette ville annoncent aux consommateurs qu'ils font examiner la viande qu'ils livrent à la vente. Un pharmacien distingué, M. Margraff, [...] le 27 février, observant au microscope les muscles d'un porc [...] de provenance inconnue, [...] y*

[24] Friedreich N. Ein Beitrag zur Pathologie der Trichinenkrankheit beim Menschen. In Virchow's Archiv für pathologische Anatomie und Physiologie und für klinische Medicin, Berlin, 1862, 25: 399-413.

découvrit des trichines en nombre modéré et complètement enkystées ».

Plus loin, il ajoute : « *j'ai pu constater par une étude attentive, corroborée par celle de M. Reynal et du professeur Müller, qui nous accompagnait, que rien n'eût pu faire soupçonner, sans le secours du microscope, l'état d'infection de cette viande* ».

Müller leur communique un tableau d'évaluation des charges parasitaires par gramme chez un porc trichiné, à la base du choix des muscles de prédilection en inspection vétérinaire microscopique ; ce tableau est reproduit dans le rapport de Delpech.

Les charges parasitaires déterminées par Müller dans les différents muscles du porc sont tout à fait comparables à celles déterminées au vingtième siècle pour identifier les muscles de prédilection utilisables pour le diagnostic trichinoscopique de la parasitose.

Müller sera nommé professeur à l'École vétérinaire de Berlin en 1870.

fesseur Müller (de Berlin), qui a étudié avec soin les muscles au point de vue de leur pénétration par les trichines, nous a donné, à M. Reynal et à moi, un tableau des résultats auxquels il est arrivé ; ce tableau a été constitué de la façon suivante : Müller enlève sur chaque point qu'il veut examiner quelques fibres musculaires, en ayant soin de ne point les prendre absolument accolées l'une à l'autre. Il constitue ainsi un poids de 1 grain (6 centigrammes), et il compte avec soin le nombre de trichines qu'il contient. Par ce procédé d'expérimentation il est arrivé aux chiffres suivants :

Lèvres, au voisinage immédiat du groin . .	43
Langue	105
Petits muscles de l'oreille	2
Muscles des yeux	64
— du larynx	126
Masséters	45
Œsophage (portion thoracique, 5 centimètres avant le diaphragme)	31
Œsophage (au voisinage immédiat de l'estomac)	1
Fibres musculaires de l'estomac	0
Cœur	0
Muscles des régions scapulaire et humérale . .	18
Grand pectoral	33
Grand dentelé	39
Muscles radiaux et cubitaux	17
— métacarpiens	12
— intercostaux	8
— longs du dos	20
— abdominaux	54
Diaphragme	129
Psoas	161
Muscles pelvi-fémoraux	26
Muscles tibiaux	26
— métatarsiens	9
Petits muscles des os de la queue (10 centimètres en arrière du sacrum)	1

Si maintenant on réunit tous les chiffres ci-dessus, on

Tableau des charges parasitaire chez le porc trichiné *Document communiqué par Müller à Delpech et inséré dans le rapport de ce dernier (collection J. Dupouy-Camet)*

UNE PLACE PARTICULIÈRE POUR VIRCHOW

Laissons parler Delpech : « *nous devons enfin un souvenir plus particulièrement reconnaissant au Professeur Virchow, qui a bien voulu nous exposer longuement ses opinions sur les points encore contestés de la trichinose et nous rendre témoin d'observations et d'expériences* ».

Rudolf Virchow (1821-1902) est considéré comme un des plus grands médecins et chercheur du dix-neuvième siècle. C'est un des pionniers de l'anatomo-pathologie et son institut existe toujours au sein de l'hôpital de La Charité à Berlin.

Virchow fit ses études de médecine à la Pépinière (l'École de médecine militaire) de Berlin où il était boursier. Il soutient son doctorat à La Charité en 1843 et travaille dès 1844 comme assistant préparateur au service des dissections. Il est nommé *Prosektor* (préparateur) en 1846. Il fonde den 1847 les *Archiv für pathologische Anatomie und Physiologie und für klinische Medicin*, revue d'anatomopathologie qui existe toujours sous le nom de *Virchows Archiv*. En 1848, il participe aux manifestations de rue de la révolution et, en conséquence, est démis de ses fonctions à La Charité. Il prend alors la chaire d'Anatomie pathologique à l'Université de Würzburg. En 1856, revient à Berlin pour prendre un poste de professeur d'Anatomie pathologique à l'Université Friedrich-Wilhem et diriger le nouvel institut de Pathologie de La Charité. Virchow fut également un homme politique, un anthropologue et préhistorien, ainsi qu'un hygiéniste. Il participa à l'élaboration du réseau d'égouts berlinois. D'idées plutôt libérales, il est élu au parlement allemand en 1862 en opposition au chancelier Bismarck.

Rudolph Virchow est aussi considéré comme l'inventeur du terme « *zoonose* » et également comme un des premiers tenants du terme « *Une seule santé* ». Son aphorisme est régulièrement rapporté : « *Es gibt keine wissenschaftliche Barriere zwischen Veterinär- und Humanmedizin, noch sollte es eine geben ; die Erfahrung der einen muß gebraucht werden für die Entwicklung der andere* ».

Sentence que l'on peut traduire par : « *il n'y a pas de barrière scientifique entre la médecine vétérinaire et la médecine humaine, et il ne devrait pas y en avoir ; l'expérience de l'une doit être nécessaire au développement de l'autre* ».

En 1864, il publie une monographie très complète sur le parasite et la parasitose - *Darstellung der Lehre von den Trichinen mit Rücksicht auf die dadurch gebotenen Vorsichtsmaßregeln für Laien und Ärzte* - traduite en français en 1864 par Ernest Onimus sous le titre *Des trichines à l'usage des médecins et des gens du monde*.

La légende veut qu'en 1865, Virchow offensé par Bismarck, ait demandé réparation en duel en s'affrontant avec un plateau sur lequel auraient été disposées une saucisse préparée avec de la viande trichinée et une autre saine. Craignant plus les parasites que les armes habituelles, Bismarck se serait excusé.

Le nom de **Virchow** est cité une quarantaine de fois dans le rapport de Delpech. Les deux émissaires français vont discuter avec lui de la longue survie des trichines chez l'hôte infecté « *nous les avons trouvées vivantes chez un homme mort à l'hôpital de la Charité de Berlin, et que Virchow regardait, d'après l'état de crétification*[25] *des capsules comme infecté depuis cinq ou six ans* ».

[25] Mot inconnu en français ; néologisme pour désigner une calcification. Delpech (1866) utilise également ce mot en p. 51 de son ouvrage : « *Il est*

S'ensuit une discussion sur les méthodes de destruction des trichines : « *une cuisson plus simplement faite suffit pour faire disparaître tout inconvénient [...]* ».

« *À Burg, dit Virchow, dans la même famille, ceux qui avaient fait usage de viande cuite ou rôtie sont restés parfaitement sains, tandis que ceux qui avaient mangé de cette même viande crue sont tombés gravement malades* ».

Delpech poursuit : « *Virchow nous a rendus témoins, M. Reynal et moi, d'une expérience intéressante qui démontre qu'une trichine isolée de son kyste meurt lorsqu'on la chauffe à 54° R*[26] *(67,5° C)* ».

Delpech décrit alors précisément un microscope à platine chauffante imaginé par Virchow.

« *Sur la platine d'un microscope, on fixe une plaque de cuivre percée d'un trou dans l'axe de l'instrument [...]. On peut ainsi connaître à chaque instant la température des parties de la plaque de cuivre, voisines du foyer du microscope et d'une plaque de verre portant une trichine isolée de son kyste. On place celle-ci au foyer de l'instrument, comme d'habitude ; puis on chauffe avec deux lampes à alcool les extrémités des deux bandes parallèles. [...] La trichine se remue lentement d'abord, puis avec vivacité, lorsque la température a atteint 40° R (50 °C) ; les mouvements cessent lorsque le thermomètre marque 54° R (67,5 C) et ne peuvent être réveillés* ».

---

intéressant de remarquer en passant combien la rapidité de l'enkystement et de la crétification varie chez les différents animaux. »

[26] Différentes échelles sont utilisées pour mesurer la température : l'échelle Fahrenheit (1724), Réaumur (1731) et centigrade de Celsius (1742). Ce n'est qu'en 1948 que l'échelle centigrade sera dénommée Celsius.

Plus loin Delpech rapporte que : *« l'opinion généralement admise en Allemagne est que 60° R (75° C) sont nécessaires pour atteindre ce résultat. C'est ce chiffre que M. Reynal et moi nous avons adopté »*.

Voici également, comment Thierry Hueber a imaginé ce *« cours de cuisine »* entre nos deux missionnaires et Rudolf Virchow : *Un franc soleil inonde Berlin. Un élégant attelage file dans la ville. Les deux magnifiques Trakehner bruns martèlent le pavé de leurs sabots et se taillent un chemin parmi les nombreuses calèches. Sur l'ordre du cocher, ils stoppent leur cavalcade devant la haute façade de brique rouge de l'hôpital de La Charité. Sur le parvis, un groupe d'hommes attend. Deux voyageurs à l'allure fatiguée s'extraient du landau.*

Dans un parfait français, un des hommes les accueille :
— Mes chers collègues, je vous souhaite la bienvenue en Prusse. Vous devez être bien fatigués par ce long voyage. J'espère que vous avez pu vous reposer un peu. Le professeur Virchow m'a chargé de vous conduire, sans attendre, vers lui.

Après de multiples couloirs, escaliers et portes franchis, les deux Français pénètrent dans le bureau de Virchow. Il les reçoit les bras ouverts. Les discussions ne tardent pas à venir. On parle de ses travaux, on échange, on se félicite, on évoque la candidature de Virchow à l'Académie impériale de médecine et finalement on tente de comprendre pourquoi la trichinose est sévère en Prusse, alors que la France paraît épargnée.

— Je crois que le Français a développé une sorte d'immunité, dit Delpech.

— Je crois plutôt que le porc français n'est pas infecté, rétorque Reynal, à la différence du porc allemand que mon gouvernement hésite maintenant à importer.

— Pas du tout, rétorque le savant Prussien dans un français très approximatif. Les porcs français et allemands se valent, et j'ai lu une étude attestant de quelques cas de trichinose humaine en France. J'ai découvert les raisons de ces disparités. Tenez-vous bien, ce n'est qu'une question de cuisine !

— Que dites-vous, s'étonnent ensemble les deux savants français... la cuisine ?

Et le Prussien ajoute, triomphant :
— J'ai pu montrer que la cuisson de la viande de porc à plus de 54° Réaumur tuait les larves et les kystes du parasite. Or en France, je crois savoir que vous cuisez la viande de porc à cœur, tandis que chez nous l'usage consiste simplement à pratiquer la fumigation de la viande sur le feu doux de l'âtre. J'ai pu constater à Nietleben, dans la banlieue de Halle où de nombreux cas de trichinose humaine sont à déplorer, qu'après cette cuisson sommaire, le cœur de la viande demeure rouge. Maintenant, reste à convaincre la population de rompre avec ses coutumes, mais cela est une autre affaire et notre chancelier Bismarck ferait mieux de s'occuper de cela, plutôt que de fabriquer des fusils et des canons afin de conduire des guerres aussi meurtrières qu'inutiles.

Et de conclure :
— Surtout en France, ne changez rien.

C'est donc le message, qu'en termes alambiqués, les Professeurs Delpech et Reynal ont rapporté au ministre de l'Agriculture qui leur avait offert ce voyage.

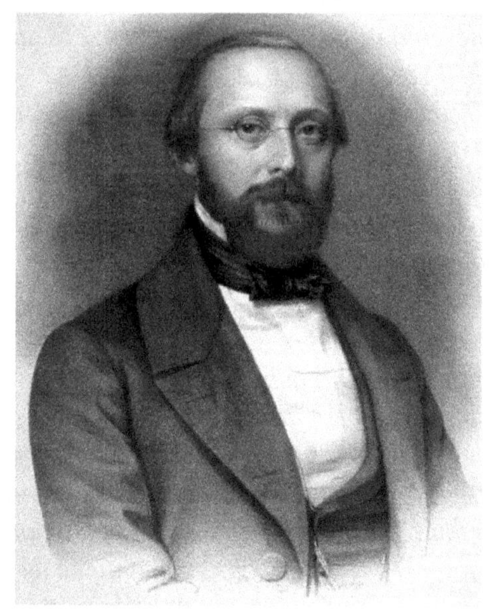

Rudolf Virchow (1821-1902)
Photo de date inconnue, alentours des années 60 ?
(Wikimedia commons)

À LA RENCONTRE DE MALADES DE L'ÉPIDÉMIE DE NIETLEBEN

Delpech et Reynal apprennent… « *à Berlin, le 1er mars 1866, qu'à trente-cinq lieues de cette ville, dans le gouvernement de Mersebourg, le village de Nietleben près de l'université de Halle, dans cette province saxonne de la Prusse qui semble le lieu d'élection de la trichinose, était affligé d'une petite épidémie* ».

Vraisemblablement, c'est à l'occasion de cette visite qu'a eu lieu la rencontre avec Kühn, mentionné plus haut, car Nietleben est dans la banlieue de Halle. Nous transcrivons ici une grande partie des propos de Delpech compte tenu de leur intérêt clinique, historique et épidémiologique.

Dès le lendemain, nous nous rendions au lieu indiqué où nous constations les faits suivants : Auguste S... âgé de soixante-deux ans, agriculteur, acheta à la Saint-Jean dernière un porc âgé de six mois ; il l'engraissa sous le toit suivant la coutume de son pays, et le nourrit de betteraves, de pommes de terre et de débris de la cuisine. L'animal semblait bien portant. [...]. Dans le cours de décembre 1865, S... s'aperçut que sa maison était infestée de rats ; il acheta une substance qu'il disposa par places variées et qui les fit périr. Plusieurs vinrent mourir sur le fumier et dans l'étable de son porc où il les laissa. Il regarde comme probable que le porc les a mangés. Le 15 janvier, l'animal fut abattu. La famille se composait alors du père, de la mère âgée de cinquante-sept ans, et d'une fille, vivant ensemble ; du fils âgé de vingt-trois ans, de sa femme enceinte et de leurs enfants, logeant dans une autre maison du bourg.

Le père, la mère et le fils mangèrent du hachis cru et de la saucisse à peine exposée à la fumée, le fils abondamment, la mère en moins grande quantité, le père en très-petite proportion. La fille, la belle-fille et les enfants ne mangèrent que de la saucisse cuite, et en particulier frite à la poêle.

Les trois premiers devinrent promptement malades sans qu'il soit facile de fixer exactement la date du début de leurs souffrances. Avant le commencement de février, S... nous affirme qu'il avait déjà la face enflée. Il avait un peu de diarrhée, quelques douleurs abdominales assez vives, un manque absolu d'appétit, sans fièvre. Bientôt il fut atteint de douleurs musculaires modérées, du dos et des membres, des bras surtout. Il lui était impossible de rester couché sur le côté, mais jamais il ne fut obligé de s'aliter d'une manière constante. Maintenant encore, il souffre dans les membres, mais il marche et vaque avec quelque peine à ses affaires.

Le fils se mit au lit à la fin de janvier, la mère dans les premiers jours de février. Le premier eut une diarrhée assez vive dans l'origine ; S... ne sait pas s'il en fut de même pour sa femme. Tous deux avaient du dégoût des aliments, mais peu ou point de fièvre, au commencement du moins. Bientôt ils furent atteints d'enflure très-prononcée de la face et de la tête qui gagna plus tard le tronc, et de douleurs horribles du tronc et des membres, puis enfin, d'une oppression très-pénible. S...., qui n'a pas quitté sa femme, connaît mieux les détails de sa maladie que de celle de son fils. Elle était étendue dans son lit, en proie à de vives souffrances, incapable de se remuer, poussant des cris quand on la changeait de place, et même à la moindre pression. Sa respiration devint de plus en plus difficile et elle succomba le 22 février ; son fils était mort le 17. Sa fille, sa belle-fille et ses petits-enfants n'éprouvèrent aucune incommodité.

Le médecin de l'arrondissement, les professeurs Weber et Vogel[27]*, de l'université de Halle, firent l'examen des viandes du porc qu'ils trouvèrent infectées de trichines. Ils constatèrent, à l'autopsie de la mère et du fils, qu'ils avaient succombé à la trichinose.*

La chaumière de S... est petite, mais elle indique l'aisance [...]. Sous une large hotte de cheminée [...] sont suspendus des quartiers de porc, des saucisses et des préparations diverses de viande et de sang de porc. C'est le fumoir, et ce qui reste du porc si funeste à la famille. Nous examinons un jambon [...]. Nous y constatons la présence de nombreuses trichines enkystées. S... et sa famille continuent à se nourrir de la chair trichinée, mais ils la font longuement bouillir et n'en éprouvent pas d'incommodité ».

La relation entre rats, porcs et trichinose est longuement mentionnée ici sans que ce soit une donnée nouvelle. La cuisson suffisante de la viande est bien connue comme un facteur protecteur. Les principaux signes cliniques de la trichinose sont bien identifiés : la diarrhée, l'œdème de la face et les douleurs musculaires. Curieusement, la fièvre importante, caractéristique de la trichinose, n'est pas évoquée pour ces patients de Nietleben. Delpech ne parle de « *peu ou pas de fièvre* ». Mais il s'agissait de patients contaminés plusieurs semaines auparavant.

Delpech mentionne bien la fièvre quand il décrit la maladie dans son rapport : « *la fièvre, peu considérable dans la*

---

[27] Karl Vogel (1814-1880) était un interniste et pathologiste allemand. Il enseignait comme professeur dès 1855 à l'Université de Halle et était directeur de la clinique de médecine interne. En 1861, pour des raisons de santé, il cède ce poste à Theodor Weber et se consacrera à la médecine théorique. Theodor Weber (1829-1914) professeur de pathologie et de thérapeutique, fut particulièrement actif dans la lutte contre une épidémie de choléra en 1866.

première période, grandit dans la seconde ; [...] la température atteint 38 degrés centigrades [...]. La période d'immigration et d'irritation musculaire occupe le second et le troisième septénaire ; le quatrième, avec la persistance des mêmes symptômes, voit se produire des accidents de réaction souvent ultimes et dont l'ensemble constitue la troisième période (période typhique). La fièvre s'élève notablement, le pouls atteint de 120 à 144 pulsations, la température varie de 39 à 41 degrés centigrades ».

La description contemporaine des manifestations cliniques de la parasitose comporte trois phases, souvent intriquées : une phase d'incubation, une phase aiguë caractérisée par des manifestations fébriles et myalgiques et parfois des complications et une phase de convalescence.

Les symptômes précoces sont digestifs et se manifestent par une diarrhée survenant après la première ou la deuxième semaine suivant la contamination. Les manifestations cliniques de la phase aiguë (fièvre, myalgies, œdème périorbitaire bilatéral et asthénie) sont fréquemment retrouvées au cours de la troisième ou quatrième semaine après l'ingestion de viande contaminée. La durée moyenne de la diarrhée, de la fièvre et des œdèmes est d'une dizaine de jours. Les myalgies et l'asthénie persistent deux à quatre semaines.

Ces manifestations tardives de la parasitose décrites par Delpech sont rares de nos jours compte tenu des thérapeutiques anthelminthiques ou anti-inflammatoires préconisées et prescrites. Delpech rapporte que la mère de famille décédée « *était étendue dans son lit, en proie à de vives souffrances, incapable de se remuer, poussant des cris quand on la changeait de place, et même à la moindre pression. Sa respiration devint de plus en plus difficile et elle succomba le 22 février* ». Cette respiration de plus en plus difficile peut évoquer une embolie pulmonaire, classique mode d'*exitus* de la maladie et secondaire aux fréquentes complications thrombo-emboliques.

La température normale du corps humain ne sera définie qu'en 1868, sur la base de relevés concernant 25 000 malades, par Wunderlich, le directeur médical de l'Hôpital universitaire de Leipzig rencontré par Delpech et Reynal.

Il est intéressant de souligner cette démarche d'enquête clinique et épidémiologique sur le terrain tout à fait similaire à celle qu'avait entreprise Zenker six ans plus tôt.

VISITE À MAYENCE POUR ÉTUDIER LA FABRICATION DES JAMBONS

Reynal et Grancher s'intéressaient à tous les aspects de la maladie et notamment à sa prévention dès la production industrielle des viandes à risque dans une démarche très moderne « *de la fourche à la fourchette* ».

« *Dans le cours de notre mission en Allemagne, nous avons voulu, M. Reynal et moi, étudier par nous-mêmes les procédés industriels de fumigation, et nous nous sommes rendus à Mayence où se fait une importante fabrication de charcuterie destinée à la consommation intérieure ou à l'exportation [...].Les porcs abattus à Mayence, soit dans les abattoirs, soit chez les charcutiers qui ont la liberté du choix, viennent, pour moitié environ, de la Hongrie, une autre forte partie vient des environs d'Ulm, le reste se compose d'animaux élevés dans le pays* ».

On ne peut qu'être surpris par la provenance des porcs : Ulm étant distant de Mayence de trois cents kilomètres et la Hongrie de plus de huit cents kilomètres. On ne sait comment étaient transportés ces porcs sur d'aussi longues distances, probablement par le train ?

La préparation de la charcuterie s'y fait de la manière suivante : les porcs, plongés dans l'eau bouillante au lieu d'être brûlés, sont rasés et dépecés, puis les parties destinées à être fumées sont salées d'abord, pendant un mois pour celles qui sont épaisses, pendant quinze jours pour celles qui le sont moins, le lard, par exemple. Les pièces ainsi préparées sont disposées dans les chambres à fumer. [...] Le temps employé pour la fumigation varie beaucoup. Dans quelques maisons, on se contente de la faire durer pendant six heures. On la prolonge un peu pour les jambons dans les temps humides [...]. Dans la viande ainsi préparée, l'expérience a montré que les trichines ne sont pas mortes et qu'elles peuvent infecter l'homme ou les animaux qui les mangent ».

Plusieurs modes de fabrication sont possibles : « *chez d'autres charcutiers, la fumure est portée à cinq jours pour les jambons, ils perdent notablement de leur volume et deviennent beaucoup plus secs et beaucoup plus durs [...]. La fumigation longtemps continuée, un feu plus actif, soumettent les pièces de charcuterie à une dessiccation qui doit exercer sur les trichines une action destructive ; aussi suis-je disposé à considérer les viandes ainsi préparées comme ayant perdu toute propriété nuisible. Je n'ai pas eu l'occasion de soumettre de la viande trichinée à cette série d'opérations et par suite de juger cette question d'une manière formelle.*

La salaison, lorsqu'elle est faite avec soin, paraît exercer sur les trichines une action délétère. On les trouve mortes dans toutes les parties d'une pièce de viande qui sont bien pénétrées par le sel, mais cela n'arrive pour les parties profondes qu'après un temps assez considérable et sur lequel on n'a pas de données suffisantes. Il faut donc ne pas se fier d'une manière absolue à une salaison même bien faite ».

Le jambon de Mayence était une spécialité qui a disparu au cours de la première moitié du vingtième siècle. Ce jambon est cité par Rabelais dans *Gargantua*, et par Erckmann-Chatrian (*La Taverne du jambon de Mayence*). Dans la région, le jambon de Mayence restera l'article d'exportation vers la France le plus important jusqu'à la veille de la Première Guerre mondiale.

LE RETOUR À PARIS

Un rapport de la mission est lu à l'Académie de médecine le 16 mai 1866. Manifestement, Delpech en avait déjà rédigé une partie avant son départ.

En effet, dès le début de 1865, le ministre de l'Agriculture avait saisi l'Académie impériale de médecine pour un avis sur la trichine et la trichinose, laquelle avait chargé Delpech « *de lui rendre compte de différents documents* ». Delpech écrit « *J'avais préparé, il y a longtemps déjà, un rapport dans lequel je me contentais de faire l'examen critique de l'instruction publiée en Saxe. Mais, depuis ce moment, le sujet s'est élargi. Il m'a paru que l'Académie attendait une étude plus complète de toutes les questions qui touchent à la trichinose* ».

La lecture de ce rapport fit l'objet de relations dans les journaux de l'époque (*Mouvement Médical* du 1er avril 1866 ; *Journal des débats* du 6 avril 1866).

Ce rapport sur les trichines et la trichinose chez l'homme et les animaux est une véritable monographie sur le parasite et la parasitose dans laquelle Delpech a intégré des discussions et des constatations faites lors de ce voyage en Allemagne.

Ni Delpech ni Reynal n'avaient d'expérience particulière sur le parasite et la parasitose, à la différence de Davaine, leur contemporain. **Casimir Davaine (1812-1882)** était un médecin parisien fort apprécié en particulier par les Rothschild, les d'Eichtal et Marie Duplessis, modèle de La Dame aux

Camélias. L'œuvre de Davaine a été particulièrement étudiée par Jean Théodoridès[28].

Davaine était aussi un scientifique curieux qui, dès 1862, avait effectué des études sur « *des trichines de l'homme [...] envoyées à M. Davaine, par M. Virchow, avec l'entremise de M. Bernard*[29] » comme il l'écrit lui-même

Davaine, dans *Faits et considérations sur la trichine,* publiés en 1862 dans les *Comptes Rendus des Séances et Mémoires de la Société de Biologie et de ses Filiales*, écrit en parlant de lui à la troisième personne :

« *les faits de transmission de la trichine observés par M. Davaine sont en parfait accord avec ceux qui ont été annoncés par M. Zenker et Virchow [...]. M. Davaine a constaté encore que l'embryon, lorsqu'il sort de l'intestin et qu'il arrive dans les muscles, ne montre aucune organisation bien appréciable ; et qu'aussitôt arrivé dans les muscles, il acquiert tous les organes qu'on retrouve chez l'adulte [...]. La trichine des muscles n'est donc pas un animal égaré, comme l'ont dit quelques helminthologistes ; son passage dans les muscles est nécessaire pour qu'elle accomplisse l'une des phases de son développement. Relativement au genre d'entozoaire auquel la trichine appartient, M. Davaine montre qu'elle doit être classée dans le genre Pseudalie (de Dujardin)* ».

---

[28] Voir l'article et l'ouvrage de Jean Théodoridès : « Du nouveau sur Casimir-Joseph Davaine (documents inédits). Hist Sci Med, 1974, 8, 241-287 » et « Un grand médecin et biologiste, Casimir Joseph Davaine (1812-1882), Oxford : Analecta Medico Historica, 4, Pergamon Press, 1968 ».

[29] Claude Bernard (1813-1878), médecin, physiologiste et professeur au Collège de France, fut colocataire de Davaine lorsqu'ils étaient étudiants (Wikipédia). Nous ne savons pas comment C. Bernard entra en possession de ces trichines transmises par Virchow.

Mais dès 1863, Davaine consacrera l'essentiel de son temps de recherche à ses expérimentations sur le bacille du charbon dont il est un des découvreurs.

Enfin, Davaine ne fut élu à l'Académie impériale de médecine qu'en 1868. En tant que praticien et non professeur de médecine il ne pouvait sans doute pas délaisser sa clientèle privée pour un long voyage en Allemagne.

À l'issue de cette mission, Delpech et Reynal pensaient que la crainte de voir survenir des épidémies de trichinose en France n'était pas justifiée car *« la cuisson de la viande de porc, portée habituellement beaucoup plus loin dans notre pays, explique et maintient cette immunité »*.

LES TRICHINES

ET

LA TRICHINOSE

CHEZ L'HOMME ET CHEZ LES ANIMAUX

RAPPORT LU A L'ACADÉMIE IMPÉRIALE DE MÉDECINE
DANS LA SÉANCE DU 16 MAI 1866

PAR

A. DELPECH,
Membre de l'Académie de médecine,
Professeur agrégé à la Faculté de médecine de Paris,
Médecin de l'hôpital Necker.

PARIS

J.-B. BAILLIÈRE ET FILS

LIBRAIRES DE L'ACADÉMIE IMPÉRIALE DE MÉDECINE

Rue Hautefeuille, 19.

1866

Page de garde du rapport de Delpech (1866)
(collection J. Dupouy-Camet).

CONCLUSIONS DE LA MISSION

Cette mission, qui se déroula dans six villes universitaires d'Allemagne, a permis à Delpech et Reynal de rencontrer une vingtaine de scientifiques, médecins et vétérinaires, parmi les plus renommés d'Allemagne.

Reynal s'était rendu au cours de l'été précédent dans plusieurs villes du pays, dont Berlin et Dresde, pour enquêter sur la peste bovine. De plus, au cours du même été, il avait participé au congrès de Vienne qui avait réuni cent soixante-dix vétérinaires, essentiellement germaniques, où il était le seul représentant de la France. Dans le rapport officiel du congrès, où sont inscrites ses interventions et ses questions, son nom est cité vingt-cinq fois ; celui de Gerlach, un des vétérinaires allemands les plus actifs, trente fois. Comme mentionné plus haut, Reynal connaissait certainement un grand nombre de vétérinaires allemands dont Gerlach et Leisering, tous deux participants à ce congrès de Vienne.

Dans son rapport, Delpech cite Müller, Fiedler, Wagner et Küchenmeister une dizaine de fois, Gerlach quatorze fois et Virchow une quarantaine de fois.

Le bon accueil fait par Virchow à ses deux collègues français s'explique par sa francophilie (il avait rapporté ses principales découvertes sur le cycle de la trichine à l'Académie des sciences françaises) probablement par sa candidature en cours à l'Académie impériale de médecine. Virchow y sera élu, quelques mois plus tard, par quarante voix contre six pour Brown-Séquard de New York (Bull. Acad. Méd., 2 octobre 1866). L'Académie sera alors « *heureuse de donner une marque de sa sympathie à M. Virchow, actuellement présent à Paris, et en la personne de l'illustre professeur de Berlin un témoignage de haute estime pour les savants allemands* ».

Cependant dans un article de 1871[30], Virchow ne semble pas avoir beaucoup œuvré pour cette élection. « *Pour ma part, je dois dire qu'on me l'a offert spontanément, sans que j'aie jamais fait pour cela les moindres démarches. Je l'ai accepté avec reconnaissance, comme c'était juste, quoique l'Académie portât alors le titre d'impériale, et qu'il me fût désagréable d'être en rapport avec quelque chose de ce nom ; considérant cette distinction comme purement scientifique* ».

Ce voyage de 1866 est un modèle de mission d'étude associant un médecin et un vétérinaire pour rencontrer des collègues étrangers et enquêter sur le terrain.

Une mission similaire fut effectuée en 1866 dans le nord de l'Allemagne par deux autrichiens : le médecin **Julius Klob (1831-1879)** et le vétérinaire **Franz Müller (1817-1905)**, mais nous n'avons pas pu nous procurer la relation de leur voyage[31].

Globalement les données cliniques, vétérinaires et épidémiologiques rapportées dans l'ouvrage de Delpech gardent une grande valeur scientifique. En revanche, la thérapeutique proposée à l'époque est assez agressive : « *la benzine est l'agent le plus puissant de leur destruction ; [...] à la dose de 4 à 6 grammes en vingt-quatre heures* ».

---

[30] Virchow R. Après la guerre Revue Scientifique de la France et de l'Etranger. 26 août 1871 n° 9 : 195-203

[31] Klob J. Bericht über die im Auftrage des hohen k. k. Staatsministeriums von den Professoren DDr. Müller und Klob zur Erforschung der Trichinenkrankheit unternommenen Reise nach Nord-Deutschland. Med. Jahrb., 1866, 6, 83-112

Le raisonnement médical de Delpech est toujours valide : *« Le traitement de la trichinose peut être examiné à deux points de vue, suivant qu'il s'adresse à deux époques différentes de l'infection. Lorsque le médecin, averti à temps, peut instituer un traitement quand les trichines mâles et femelles sont encore renfermées dans l'intestin et que les embryons ne se sont pas encore échappés au dehors, il peut exercer une puissante influence sur l'avenir de la maladie. Cette influence est beaucoup moindre, lorsque les jeunes trichines sont déjà parvenues dans les muscles. La première de ces actions ne peut guère s'exercer que dans les deux premières semaines qui suivent l'ingestion de la viande suspecte ; mais, même à cette époque, il n'est point facile de tuer des animaux d'une vitalité aussi résistante ; on doit s'efforcer de les chasser au dehors par de puissants évacuants. L'utilité de cette médication est bien établie par l'immunité constatée chez certains individus pris de vomissements et de diarrhée très intenses après avoir ingéré de la viande trichinée ».*

La dernière phrase de cet extrait est très intéressante. De nos jours, de la diarrhée chronique a été observée chez des Inuits soumis à des réinfections continuelles et chez qui, une immunité intestinale efficace expulse rapidement les larves infectantes (d'où la diarrhée) et évite la phase musculaire.

Quant au diagnostic biologique, le diagnostic direct (biopsie musculaire) est connu et utilisé ; il n'existe bien entendu pas encore de diagnostic indirect (hyperéosinophilie[32], augmentation des enzymes musculaires et sérologie[33]). Ces

---

[32] Thomas Brown, étudiant à la Johns-Hopkins University mettra en évidence en 1897, l'importante élévation des éosinophiles chez les patients atteints de trichinose (Bull Johns Hopkins Hospital, 1897, 8-79-81.

[33] La première mention d'un diagnostic sérologique remonte à 1911 (Ströbel H. Die Serodiagnostik der Trichinose. München Med Wschr, 1911, 58, 672-674).

derniers éléments ne seront disponibles qu'à partir du vingtième siècle.

Les premières lignes du rapport de Delpech posent bien l'importance du problème : « *Messieurs, il y a quelques années, une affection nouvelle parut tout à coup envahir l'espèce humaine. Un parasite de la classe des Helminthes, la trichine, dont l'existence chez l'homme et chez quelques animaux était considérée jusqu'alors comme exempte de danger, et dont l'étude ne semblait présenter qu'un intérêt scientifique, devenait par son introduction dans l'organisme en quantités innombrables l'origine des accidents les plus terribles. Ces accidents ne frappaient point des individus isolés ; une famille, un hameau, un village, une partie plus ou moins étendue d'une ville, étaient atteints comme sous l'action d'une cause épidémique* ».

Les conclusions de Delpech sont très claires :

« *J'ai l'honneur de vous proposer [...] d'adopter les conclusions suivantes*

1° Les appréhensions qui se sont développées à l'occasion des épidémies de trichinose signalées en Allemagne, n'ont été justifiées jusqu'à ce jour par aucun fait observé en France.

2° La cuisson de la viande de porc, portée habituellement beaucoup plus loin dans notre pays, explique et maintient cette immunité, et il y a plus que jamais lieu d'insister sur le conseil de persister dans cette salutaire coutume.

3° En l'absence de toute épidémie et même d'observations isolées de trichinose[34], il n'y a pas lieu d'organiser un système

---

[34] La trichine ne fut constatée en France que chez de rares patients décédés. D'après Delpech « *trois observations seulement de trichinose*

spécial de mesures d'hygiène publique, et en particulier d'instituer une inspection générale et obligatoire des viandes de porc par le microscope. Toutefois il ne serait pas sans utilité d'établir dans un but d'étude et d'examen un service d'inspection dans quelques villes pourvues d'abattoirs, pour constater d'une manière formelle par des relevés statistiques l'existence, l'absence ou la proportion de la trichinose dans la race porcine.

4° Certaines conditions d'élevage et de soins spéciaux pouvant exercer sur le développement de la trichinose chez les porcs une grande influence, il y aurait lieu de répandre par des circulaires dans les populations agricoles la connaissance des précautions à prendre pour les en garantir ».

Ces conclusions sont appuyées par la constatation que *« la trichinose n'a jamais été observée jusqu'à ce jour sur un porc élevé en France* ».

Delpech rapporte alors différentes études effectuées en France : « *un vétérinaire distingué de Sèvres, M. Mathieu, examine depuis longtemps tous les porcs abattus dans cette ville, sans y avoir jamais rencontré de traces de trichines ; nous en avons, M. Reynal et moi, observé un certain nombre sans plus de succès* ».

Plus loin : « *parmi les documents qui m'ont été renvoyés, se trouve [...] un travail de M. Rabot, pharmacien à Versailles [...] est l'examen [...] de plus de six cents échantillons de viandes de porc, provenant de différents points de la France [...]. Sur aucun des échantillons ainsi examinés, M. Rabot n'a trouvé de trichines. Une seule fois, dans le cours de ses*

---

enkystée découverte à l'autopsie, y furent recueillies par Cruveilhier, Auzias-Turenne cité par Moquin-Tandon, et Kœberlé ».

recherches, il a rencontré des trichines enkystées dans un jambon d'origine étrangère ».

Et : « *nous avons voulu savoir M. Reynal et moi, si les rats des abattoirs et des clos d'équarrissage étaient infectés à Paris, comme ils le sont à Dresde et dans les pays où la trichinose règne avec quelque fréquence. Nous ne sommes arrivés qu'à des résultats négatifs* ».

Les techniques microscopiques utilisées à l'époque étaient moins sensibles que les techniques de digestions chlorhydro-peptiques utilisées de nos jours.

DEVENIRS DE DELPECH ET REYNAL

Auguste Delpech est nommé en 1867 au Conseil d'hygiène publique et de salubrité de la Seine. Il débute aussi une petite carrière politique locale : il est élu Conseiller municipal (conservateur) de Paris et Conseiller général de la Seine. Il habitait un immeuble cossu, toujours visible, au 26 rue Barbey-de-Jouy dans le 7e arrondissement de Paris. Il est fait commandeur de la Légion d'Honneur pour sa conduite lors de la guerre de 1870 à l'hôpital militaire du Gros-Caillou.

En 1880, à l'ouverture de la chasse, sous une chaleur torride, il meurt frappé d'une congestion cérébrale à l'âge de soixante-deux ans.

Son enterrement est célébré en grande pompe à l'église Saint François-Xavier comme le rapporte *Le Figaro* du 11 septembre 1880 : « *Bouchardat, ancien président de l'Académie de médecine tient les cordons du poêle avec MM. Cadet (vice-président du conseil municipal), Roger (président de l'Académie de médecine), Schutzenberg (Collège de France et conseil de salubrité), Quentin (directeur de l'Assistance publique) et Béclard (du Conseil des Hôpitaux)* ».

L'inhumation, au cimetière de Meudon, est marquée par un incident provoqué par le discours de M. Cadet. Celui-ci après avoir fait l'éloge de son collègue du conseil municipal, « *s'est permis de dire que si le défunt faisait partie de la minorité conservatrice du Conseil, cela tenait uniquement aux préjugés de son éducation première [...]. Avec l'intelligence et la droiture de caractère qui distinguaient le docteur Delpech, il n'eût pas tardé, s'il avait vécu, à se rallier à la majorité libérale. C'est ce moment que choisit Mlle Delpech, sa fille, pour s'écrier par trois fois : 'ce n'est pas vrai, ce n'est pas vrai, ce n'est pas vrai'* ».

Le journaliste rapporte « *le trouble qui suivit cette interruption* ».

Jean Reynal, quant à lui, est accablé d'honneurs. Il est membre de nombreuses Sociétés savantes telles que la Société impériale d'agriculture de France, l'Académie royale de médecine de Belgique... Il est directeur de l'École vétérinaire d'Alfort de 1871 à 1879.

Il ne laissa pas un bon souvenir de son passage dans cette école. Neumann[35], écrit dans ses *Biographies vétérinaires* :

« *Comme clinicien, Reynal s'est toujours tenu dans la médiocrité ; pour les cas difficiles, il ajournait le diagnostic ou paraissait en décider d'après le principe de 'pile ou face'. Comme chirurgien, sa technique a été qualifiée par ses élèves d'un terme énergique qui en exprime l'audace aventureuse, inconsciente et maladroite. Il faut cependant lui reconnaître un réel coup d'œil de connaisseur dans l'appréciation du cheval ; aussi la partie la plus importante de sa clinique était-elle alimentée par les ventes de chevaux ou par les transactions qu'elles nécessitent souvent.*

Le professeur ne faisait pas oublier le praticien : ses leçons étaient mal préparées, mal ordonnées et débitées dans une langue étrange. [...] Par ses nombreux écrits et la situation qu'il avait su prendre, Reynal s'était acquis une importante notoriété scientifique [...].

---

[35] Neumann LG. Biographies vétérinaires, Paris : Asselin et Houzeau, 1896.

Le rôle que Reynal a le mieux rempli a été celui de directeur de l'École d'Alfort. Il s'entendait mieux aux questions administratives et financières qu'aux questions scientifiques, mieux à manier les hommes que les animaux domestiques. Rien ne le rebutait pour arriver à ses fins, car il ne connaissait pas les dégoûts.

C'est à lui, à son entregent que l'École d'Alfort doit les magnifiques constructions dont elle a été dotée, les sommes énormes, et même disproportionnées à leur but, qui y ont été englouties.

En résumé, sa carrière est un exemple pour ceux qui ne voient dans la science qu'un moyen d'arriver, qu'un tremplin pour atteindre des situations élevées ».

Actuellement, l'historien de la médecine vétérinaire, François Vallat (voir note plus haut) a un avis plus pondéré : « *ses écrits donnent certainement de lui une image plus gratifiante. Il dirigea avec Henri Bouley la publication du* Recueil de médecine vétérinaire *et des neuf premiers tomes du* Nouveau dictionnaire de médecine et de chirurgie vétérinaires. *Son* Traité de la police sanitaire des animaux domestiques, *d'excellente facture, est un modèle du genre* ».

Henri Bouley (1814-1885) est certainement la personnalité vétérinaire la plus en vue du moment. Il fut professeur de clinique vétérinaire à l'École vétérinaire d'Alfort, puis inspecteur des écoles vétérinaires. Converti aux thèses de Pasteur, il reste pendant près de quarante ans à la fois secrétaire général de la Société centrale de médecine vétérinaire, ancêtre de l'Académie vétérinaire de France mais également rédacteur en chef du premier périodique vétérinaire au monde : le *Recueil de Médecine Vétérinaire*.

Reynal se retire en 1879 à Dammartin-en-Goële et y décède, célibataire, en 1893 à l'âge de soixante-seize ans. Son héritière, sa nièce Marie Henry, prend une concession perpétuelle au cimetière où la tombe de Jean Reynal sera visible jusqu'à sa destruction, en décembre1999, par la fameuse tempête Lothar.

Reynal fit, par testament, un legs de 66 000 francs à l'Académie de médecine et de 70 000 francs à sa commune de naissance Vic-Fezensac (Gers) où une rue porte encore son nom. Un franc 1893 équivaut à 2 euros. Le legs à l'Académie de médecine était donc d'environ 130 000 euros actuels.

LA TRICHINOSE APRÈS 1866

D'autres études seront publiées en 1866 sur la trichinose, maladie décidément très à la mode : *Étude sur les trichines et les maladies qu'elles déterminent chez l'homme* par Scoutetten, *De la trichine et de la trichinose* par Rodet…

Casimir Davaine écrit un article sur le sujet dans la *Revue des Deux Mondes* (cette revue de littérature et d'idées fondée en 1829 est encore en activité).

Un fabricant parisien de microscopes (A. Chevalier) recommande l'usage d'un trichinoscope pour chaque foyer dans un petit opuscule publicitaire : *Le trichinoscope et ses applications aux usages domestiques et à l'examen des trichines* (1866).

La trichine est encore à l'honneur en 1877 quand Pasteur rapporte à l'Académie des sciences les résultats de ses recherches sur « *Charbon et septicémie* »[36].

Pasteur introduit son travail par la phrase suivante : « le *charbon doit être appelé aujourd'hui la maladie de la bactéridie, comme la trichinose est la maladie de la trichine, comme la gale est la maladie de l'*Acarus *qui lui est propre, avec cette circonstance toutefois que dans le charbon, le parasite, pour être aperçu, exige l'emploi du microscope et de forts grossissements. C'est la première maladie parasitaire connue de cette sorte* ».

---

[36] Pasteur L, Joubert J. Charbon et septicémie. Comptes Rendus Hebdomadaires de l'Académie des Sciences, 1877, 85, 101-115.

Le découvreur des bactéridies (bacilles du charbon) est Casimir Davaine qui travaillait aussi sur les trichines.

Le raisonnement liant la trichine à la maladie trichinose pouvait alors aussi être transposé pour les bactéridies.

Il faut attendre 1878, pour que la première épidémie de trichinose soit observée en France à Crépy-en-Valois par un certain Dr Jolivet.

La *Revue d'Hygiène et de Police Sanitaire* donne en 1879 un compte rendu d'un article sur « *Une épidémie de trichinose en France* » paru le 17 novembre 1878 dans la *Revue de Thérapeutique Médicale et Chirurgicale* : « *une vingtaine de personnes tombèrent malades en même temps et présentèrent toutes des symptômes semblables. Le médecin du lieu, M. le Dr Jolivet pensa que ce pourrait bien être la trichinose. Il adressa donc à M. Laboulbène un échantillon de la viande dont l'ingestion, d'après lui, avait dû donner lieu aux phénomènes observés ; en l'examinant au microscope, le savant médecin de la Charité trouva cette viande farcie de trichines* ».

Joseph Laboulbène (1825-1898), ici mentionné, est une personnalité intéressante à la fois médecin, spécialiste d'anatomo-pathologie, et entomologiste. Il est médecin des hôpitaux et professeur d'histoire de la médecine. Il est membre de l'Académie de médecine et il présidera la Société entomologique de France de 1860 à 1898.

Il rapportera, à l'Académie de médecine, son expérience sur l'épidémie de Crépy-en-Valois, au cours de la séance du 15 février 1881 :

« *Je me suis rendu à Crépy-en-Valois et j'ai acquis la conviction qu'une personne avait été victime de la trichinose [...] il y avait eu 17 atteintes et un cas de mort, sur 21 personnes qui avaient fait usage de la viande trichinée. Voici un résumé succinct des observations de M. le Dr A. Jolivet : le 11 mars 1878, il fut appelé chez M. Duf., boulanger, pour donner des soins au père, à la mère, à la fille qui avaient tous une violente diarrhée, de l'œdème de la face, surtout des paupières, de la fièvre, une courbature générale intense. À la moindre pression, les masses musculaires des membres étaient très douloureuses* ».

La décennie 1880-1889 correspond à une guerre commerciale que vont se livrer les états européens (Allemagne, Grande-Bretagne et France pour ne citer que les plus influents du temps) avec les États-Unis. Le différend portait sur le fait que la trichinellose porcine était présente aux États-Unis et qu'aucun contrôle n'était pratiqué sur la viande de porc importée en Europe. Cette crise a été étudiée par de nombreux historiens[37] et la trichine fut, sans aucun doute, à l'époque, le bouc émissaire d'une crainte européenne vis-à-vis d'un nouvel acteur économique, les États-Unis, agissant à l'échelon mondial.

À nouveau dans le Dictionnaire de la langue verte, mais cette fois dans l'édition de 1883, on trouve l'expression « *avoir une trichine dans le jambonneau* », qui signifie « *être un peu fou, un peu maniaque* » et « *l'expression est toute récente, elle*

---

[37] Voir Bourdieu J, Piet L, Stanziani A. Crise sanitaire et stabilisation du marché de la viande en France, XVIIIème-XXème siècles. Revue d'Histoire Moderne et Contemporaine. 2004, 3, 121-156 et voir également Spiekermann U. Dangerous meat ? German American quarrels over pork and beef, 1870-1900. Bulletin of the German Historical Institute, 2010, 46, 93-110.

constate la peur sérieuse dont nous avons été galopés au commencement de cette année... ».

En 1883, paraît la monographie magistrale de **Johannès Chatin (1847-1912)** « *La trichine et la trichinose* ». Chatin est docteur en médecine et en sciences naturelles. Il est botaniste, zoologue et maître de conférences à la Faculté des sciences de Paris et professeur agrégé à l'École supérieure de pharmacie. Son ouvrage, très complet, comporte 282 pages et onze planches de 75 figures.

C'est également en 1883 que deux autorités médicales parisiennes, **Joseph Grancher (1843–1907)** et **Paul Brouardel (1837–1906)**, sont envoyées en mission par l'administration française pour étudier l'impressionnante épidémie d'Emersleben en Saxe.

Paul Brouardel, membre de l'Académie nationale de médecine, était en 1883, professeur de médecine légale à la Faculté de médecine de Paris. Joseph Grancher était pédiatre, agrégé à la Faculté de médecine de Paris et surtout un spécialiste d'anatomo-pathologie, élève de **Louis Ranvier (1835–1922)** et **Victor Cornil (1837–1908)**, les pères de l'anatomo-pathologie française. Ce dernier, à l'issue de son internat, avait passé quelque temps en 1862 dans le laboratoire berlinois de Virchow pour compléter ses techniques microscopiques[38]. Et Virchow et Cornil seront en 1900, les présidents du 1er Congrès international de la presse médicale qui se tiendra à Paris[39]. Brouardel avait des liens d'amitié avec Cornil.

---

[38] Mallat, A., 1911. *In* Biographie de Victor Cornil. Inauguration de la statue du professeur Victor Cornil. Bougarel, Vichy, pp. 1–22. Disponible à https://wellcomecollection.org/works/sfc9c7k4.

[39] Gazette médicale de Paris. 1901, série 12, n°1 :108 01 https://www.biusante.parisdescartes.fr/histoire/images/?do=informations-iconographiques&refphot=med90182X1901X01x0112

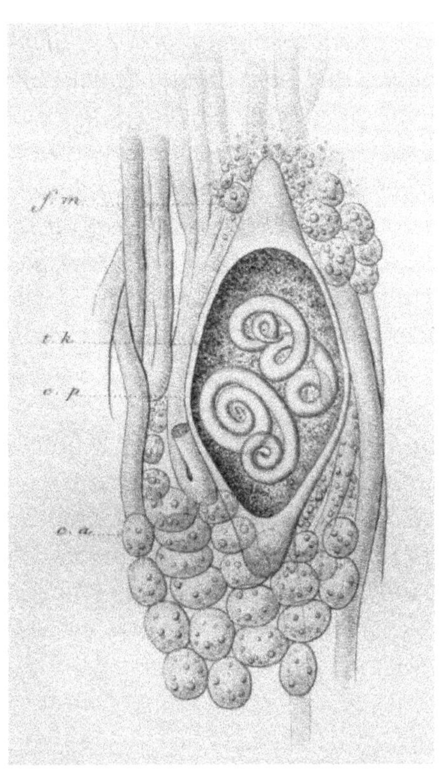

Extrait d'une planche de la monographie de Chatin
(Kyste renfermant deux trichines (poitrine de porc, viande américaine, laboratoire du Havre, avril 1881)

Les objectifs de la mission de 1883 seront très semblables à ceux de 1866 : « *Faire étudier par un médecin français une de ces épidémies, de façon à bien préciser dans quelles conditions elles se développent, quels dangers elles peuvent faire courir à la population française [...] s'assurer si la faible expérience des médecins français sur la question ne leur avait pas permis de passer à côté d'une épidémie de trichinose* ».

Brouardel dans l'introduction de son rapport résume de la façon suivante les objectifs de sa mission :

« Les pouvoirs publics sont préoccupés depuis plusieurs années des dangers que l'importation de viande trichineuse en France pourrait faire courir à la santé publique. Une résolution définitive semble prochaine ; avant qu'elle ne soit prise, il appartient aux corps savants, à l'Académie de médecine, plus qu'à tout autre, de formuler des conclusions d'ordre exclusivement scientifique. Cette raison m'a déterminé à communiquer à mes collègues la relation d'une épidémie de trichinose, qu'avec mon ami M. Grancher, j'ai eu l'occasion d'étudier récemment en Allemagne.

La population française a été jusqu'à ce jour préservée de l'infection trichineuse, excepté lors de la petite épidémie de Crépy dont M. Laboulbène nous a donné la relation. En France, les études sur cette maladie n'ont donc pas été faites sur l'homme, elles ont été, par nécessité, confinées dans les laboratoires, et suivant la provenance de la viande trichinée, l'espèce des animaux mis en expérience, les résultats ont été très divers.

Après des études très longtemps continuées et dont les rapports de M. Bouley indiquent les diverses phases, le Comité consultatif d'hygiène a pensé qu'il y avait lieu de faire étudier par un médecin français une de ces épidémies, de façon à bien préciser dans quelles conditions elles se développent, quel danger elles peuvent faire courir à la population française, enfin il l'a chargé de s'assurer si la faible expérience des médecins français sur la question ne leur avait pas permis de passer à côté d'une épidémie de trichinose sans en reconnaître la nature. Sur la demande du Comité, M. le ministre du Commerce m'a désigné pour aller à Emersleben étudier une épidémie en évolution.

C'est la relation de cette épidémie que je soumets aujourd'hui à votre appréciation. Elle est exclusivement faite au point de vue hygiénique.

Dans une prochaine séance, M. le docteur Grancher vous exposera une étude clinique et anatomo-pathologique de la maladie ; cette dernière est son œuvre personnelle. Vous aurez ainsi en votre possession des documents à l'aide desquels vous pourrez, je l'espère, formuler une opinion scientifique sur les dangers réels ou présumés auxquels l'importation de la viande porcine d'Amérique pourrait exposer la santé publique.

Voici le texte du rapport que j'ai adressé, le 29 novembre 1883, à M. le ministre du Commerce :

Par une lettre, en date du 31 octobre 1883, vous m'avez confié la mission d'aller en Allemagne étudier une épidémie de trichinose qui s'était déclarée dans les environs de Halberstadt. Je suis parti de Paris le samedi 3 novembre et rentré le samedi 17. M. le docteur Grancher, professeur agrégé de la Faculté, a bien voulu m'accompagner, et c'est d'un commun accord que nous avons fait l'enquête exposée dans ce rapport et que nous avons étudié les lésions et les symptômes constatés chez les malades. Les résultats de ces dernières recherches seront publiés plus tard. L'ambassade française en Allemagne nous a prêté un précieux concours ; sur sa demande, le ministère allemand des Cultes et des Affaires médicales a transmis aux autorités du district d'Halberstadt l'ordre de favoriser de tout leur pouvoir la mission que venaient remplir les deux médecins français.

Avant que cet ordre ne fût parvenu à Halberstadt, nous avions déjà pu commencer nos recherches grâce à l'extrême obligeance de M. le professeur Virchow. Il nous avait permis

d'emmener avec nous un de ses jeunes élèves M. Beaucamp, plus familiarisé que nous avec la langue allemande, et il nous avait mis en rapport avec M. le docteur Jolting, kreis Physicus d'Halberstadt. Nous avions trouvé dans les villages où s'était développée l'épidémie, M. le docteur Philipp, ancien assistant du professeur Weber[40] *(de Halle) ; M. Wagner, élève du docteur Weber, envoyé par celui-ci pour seconder M. le docteur Philipp, et enfin M. Heine, maire d'Emersleben.*
Ces messieurs ont mis avec une grande bonne volonté à notre disposition les renseignements qu'ils avaient recueillis, et c'est grâce à eux que nous avons pu constituer l'histoire de l'épidémie depuis ses débuts. Nous étions arrivés, en effet, au commencement de la septième semaine et nous avons dû partir pendant la huitième de l'épidémie. Bien que celle-ci fût presque terminée, quelques-unes des victimes étaient encore très gravement atteintes ».

Cette épidémie d'Emersleben totalisera deux cent soixante cas dont cinquante-deux décès.

Grancher et Brouardel produisirent une description précise de l'épidémie et confirmèrent, comme Delpech et Reynal dix-sept ans auparavant, qu'ils n'avaient jamais observé de tels cas en France.

Grancher pratiquera deux nécropsies et décrira les lésions histologiques provoquées par l'entrée des larves dans les fibres musculaires. Les gravures illustrant son rapport sont précises et d'une grande qualité.

Grancher, l'un des principaux experts en histopathologie de l'époque, observait que « le *périmysium subit une irritation diffuse qui se traduit par une abondante multiplication de ses noyaux, prédominante autour des vaisseaux sanguins. Le*

[40] Il s'agit du même Weber mentionné à la note 9

myolemme de la plupart des faisceaux primitifs reste tout à fait sain ainsi que la substance musculaire qu'il contient ; celui de beaucoup d'autres faisceaux subit la néoformation nucléaire sans modification sensible de la striation et des qualités physiques du muscle ; ailleurs, le myolemme et la fibre qu'il contient présentent des altérations profondes qui préparent le nid où la trichine va se fixer, grandir et s'enkyster ».

Grancher concluait : « *Ainsi la trichine ne s'arrête pas dans le tissu conjonctif intermusculaire, elle pénètre à travers le myolemme ramolli et transformé en une gaine cellulaire, jusqu'à la fibre primitive dont elle fait son aliment.*

Virchow et surtout Gerlach avaient déjà vu et décrit cette pérégrination du nématode ; notre observation vient confirmer la leur et contredire celle des auteurs qui placent le kyste dans le périmysium et décrivent les dégénérescences musculaires comme une altération de voisinage ».

Cette conclusion était en opposition avec la théorie développée par Chatin dans sa monographie citée plus haut.

Ce débat durera plusieurs années comme le rapportait Railliet dans son *Traité de Zoologie Médicale et Agricole* de 1885 et dont nous reparlerons plus loin :

« *D'après divers auteurs (Virchow, Leuckart, Grancher, etc.), ils* (les embryons ndla) *se logeraient à l'intérieur même du faisceau primitif ; mais J. Chatin, d'accord avec G. Colin, Robin, etc., a montré au contraire qu'ils s'arrêtent dans le tissu conjonctif interfasciculaire et que leur pénétration dans la substance striée est très rare* ».

Par conséquent, Grancher partageait l'opinion correcte de Virchow et Leuckart d'une larve véritablement parasite intracellulaire de la fibre musculaire striée squelettique.

Nous pouvons qu'être impressionnés par la qualité des illustrations beaucoup plus détaillées que les représentations schématiques habituelles de l'époque, comme celles figurant dans l'ouvrage de Chatin de 1883.

Grancher avait bien identifié la multiplication des noyaux dans les cellules infectées et décrit d'abondantes cellules nouvellement formées dans le périmysium, témoin de l'importante réaction inflammatoire autour des fibres infectées mais à cette époque les théories sur l'inflammation étaient justes balbutiantes. Quelques années plus tard, les premières microphotographies seront publiées, mais elles n'auront pas la précision des dessins de Grancher (Campbell, 2001).

Brouardel et Grancher seront également reçus par Virchow dont ils signaleront l'extrême obligeance, mais ni l'un ni l'autre ne feront allusion aux envoyés de la mission précédente, de 1866, qui avait pour originalité d'associer un médecin et un vétérinaire.

Comment expliquer que ces deux auteurs n'aient pas cité leurs prédécesseurs ?

Delpech était mort en 1880. Reynal, toujours vivant, s'était retiré de la direction de l'École vétérinaire d'Alfort depuis 1879. Delpech et Reynal étaient membres de l'Académie nationale de médecine comme Brouardel et Grancher mais les deux deniers furent élus beaucoup plus tard (Brouardel en 1880 et Grancher en 1892). Brouardel ne pouvait méconnaitre les travaux antérieurs de Delpech réalisés sous l'égide de l'Académie de médecine.

S'agissait-il d'inimitiés politiques, de querelles de génération ou d'une certaine condescendance de médecins vis-à-vis d'un vétérinaire ? Delpech et Reynal avaient eu d'importantes responsabilités sous le Second Empire … Bertherat[41] note en 2007 que « *Brouardel est un républicain affirmé, et ce dès le Second Empire […]. Il est membre d'une ligue républicaine, animée par son ami d'études, le médecin Victor Cornil. Cornil est un proche de Gambetta ; il sera député et sénateur de la gauche modérée sous la IIIe République […]. Quant à Brouardel, les rapports de police des années 1870 soulignent ses opinions radicales ou le désignent comme un « républicain gambettiste.*

L'auteur du présent ouvrage a rédigé un article sur cette mission « *An early example of Franco-German collaboration to study the Trichinellosis outbreak of Emersleben (1883 »)* paru en 2021 dans la revue *Veterinary Parasitology.*

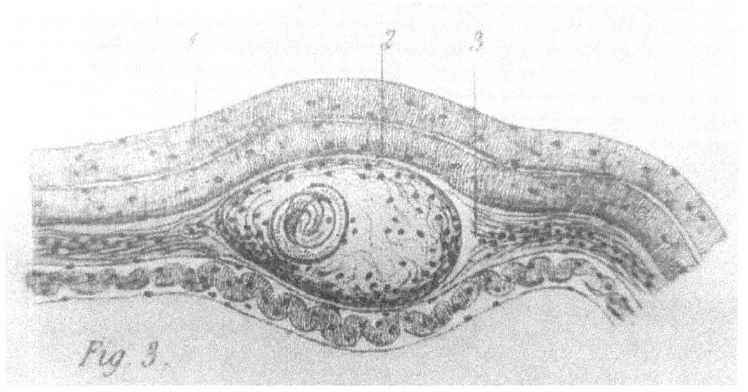

Extrait d'une planche du rapport de Brouardel et Grancher
« Fibre altérée emprisonnée dans un large manchon fusiforme de cellules et contenant une trichine qui commence à s'enrouler sur elle même ».

[41] Bertherat B. L'élection à la chaire de médecine légale à Paris en 1879. Acteurs, réseaux et enjeux dans le monde universitaire. Revue historique. 2007 ; 644 : 823-856.

Nous avons ainsi en 1866 et 1883, deux exemples de voyage d'étude et de coopération avec des scientifiques allemands célèbres tels que Virchow autour d'un souci médical important pour l'époque.

À cette époque, le parasite était dénommé, *Trichina* et la maladie, trichinose.

En 1885, **Alcide Railliet (1852-1930)**, professeur à l'École vétérinaire d'Alfort rédige un *Traité de Zoologie Médicale et Agricole* et constate que la désinence *Trichina* était attribuée depuis 1835 à un genre de Diptères. Il renommera donc le genre *Trichina* en *Trichinella* et en toute logique, depuis cette date, la maladie doit être dénommée sous le terme de trichinellose et le parasite comme trichinelle. Railliet est considéré comme un des précurseurs de la parasitologie moderne.

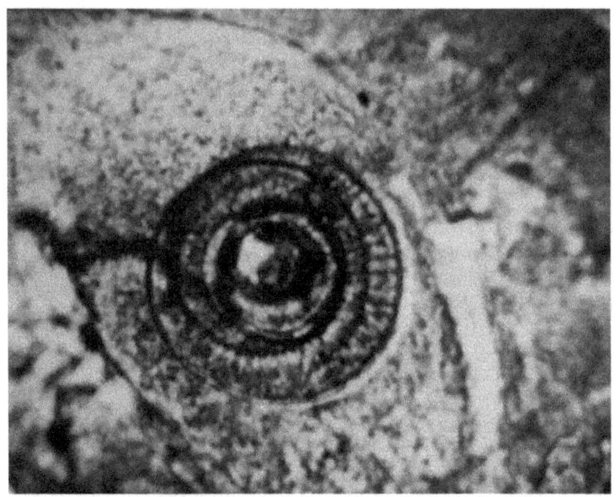

Microphotographie d'une larve de trichine, issue du legs Gruby (1810-1898). Jean Théodoridès (1926-1999) *possédait cette microphotographie antérieure à 1900. Cette microphotographie fut reproduite dans un article de 2001 par William Campbell après une présentation sur les premières images photographiques de trichine lors de la Xe conférence internationale sur la trichinellose organisée en 2000 par Pascal Boireau et l'auteur de ce livre.*

LES TEMPS MODERNES

La trichinellose ne fit plus parler d'elle entre l'épidémie de Crépy-en-Valois de 1878 et une épidémie de sept cas liés à de la viande de sanglier, contractée à Mouzon dans les Ardennes, en 1952. Cette épidémie de 1952 n'a jamais été publiée ; mais les dossiers cliniques des patients avaient été communiqués par **Jacques Lapierre (1923-2010)** en 1988 au narrateur.

À la fin du vingtième siècle, la trichinellose reviendra à la une des journaux français en raison de la survenue d'un nouveau « vecteur », la viande de cheval, qui provoquera huit épidémies majeures de 1975 à 1998 et touchera plus de 2 300 patients.

Des contrôles vétérinaires rendus plus efficaces par une formation continue des techniciens, par des contrôles de qualité et une accréditation des laboratoires, ont fait disparaitre ces épidémies d'origine chevaline.

Les cas récents de trichinellose rapportés en France sont surtout observés chez des voyageurs (touristes consommateurs de porc au Laos, de phacochère au Sénégal…) et chez des chasseurs (sanglier en France ou ours au Groenland ou au Canada…).

La trichinellose demeure à l'échelon mondial une préoccupation pour les pays dans lesquels persiste un élevage familial de porc et où sévissent régulièrement des petites épidémies (Argentine, Chine…).

En raison de la facilité avec laquelle il est possible de reproduire son cycle expérimental, le parasite fut la source de multiples études qui ont permis de grands progrès dans la connaissance de l'immunologie parasitaire. Ce fut aussi un modèle fascinant de biologie cellulaire pour comprendre comment ce ver parasite arrivait à prendre le contrôle de la fibre musculaire striée pour la transformer et détourner son métabolisme à son propre profit.

Jusqu'en 1972, en raison de l'absence de caractère morphologique caractéristique, *Trichinella* était considéré comme un genre unispécifique. À cette époque, des différences avaient pu être identifiées entre divers isolats : différences dans l'infectiosité chez les hôtes, spécificité géographique, présence ou absence de capsules autour des larves. Ainsi, trois nouvelles espèces, en sus de *T. spiralis* avaient alors pu été individualisées : *T. nativa* (zones arctiques), *T. nelsoni* (zones tropicales africaines), *T. pseudospiralis* (espèce cosmopolite non encapsulée).

Des techniques d'analyse des profils isoenzymatiques permirent à **Giuseppe La Rosa** et **Edoardo Pozio** du Centre de référence international de Rome de proposer une nouvelle classification en huit génotypes distincts : les quatre espèces précédentes, une nouvelle espèce, *T. britovi* et trois autres populations *T. T5, T. T6* et *T. T8.* Le génotype *T5* fut renommé *T. murelli* en 2000.

Les techniques de biologie moléculaire permettent maintenant l'identification des isolats à partir d'un très faible nombre de larves et ont conduit à caractériser d'autres espèces ou populations parasitaires : *T. T9* et *T. papuae* en 1999, *T. zimbabwensis* en 2002, *T. patagoniensis* en 2012 et *T. chanchalensis* en 2020.

Les espèces non encapsulées peuvent parasiter les reptiles (*T. papuae* et *T. zimbabwensis*) et les oiseaux (*T. pseudospiralis*).

La trichine est de fait, un des parasites zoonotiques ayant le plus large spectre d'hôte.

À l'échelon international, une commission (*International Commission on Trichinello*sis), fondée en 1960, s'attache à harmoniser les pratiques de prise en charge et de prophylaxie de la parasitose aussi bien chez l'homme qu'au niveau des élevages porcins[42].

Tous ces aspects récents peuvent être complétés par la lecture de l'ouvrage récent coordonné par **Fabrizio Bruschi** (2021).

La trichinellose est bien depuis sa découverte une zoonose parasitaire d'actualité, toujours en évolution.

---

[42] Dupouy-Camet J, Kapel CMO, Gołab E, Scandrett B, Zarlenga D. Early days of the International Commission on Trichinellosis (1958–1972). Ann Parasitol 2020 ; 66 : 259–63.

Remerciements

Merci à Darwin Murrell et William Campbell (prix Nobel de Médecine 2015) pour m'avoir poussé à continuer mes recherches sur l'histoire de la trichinellose au dix-neuvième siècle.

Merci également à tous mes collègues « trichinologues » pour les nombreuses collaborations au fil des ans : Thierry Ancelle, Claude Soulé, Pascal Boireau, Isabelle Vallée, Hélène Yera, Fabrizio Bruschi & Edoardo Pozio...

Merci à Martine Gros et Pascale Lesueur (Dammartin-en-Goële) pour les données d'État civil de Reynal et la photographie de sa tombe antérieurement à sa destruction par la tempête de 1999.

Merci à François Vallat pour ses informations sur le voyage de Reynal en Allemagne et sa participation au 2e Congrès International des Vétérinaires de Vienne de 1865. Merci à lui également pour son autorisation à reproduire le portrait de Reynal.

Merci à Karsten Nöckler (président de la Commission Internationale sur la Trichinellose) pour l'information sur la mission d'études de 1866 des médecins viennois.

Merci à Beate Kunst du Berliner Medizinhistorisches Museum der Charité pour son abondante documentation sur Virchow.

Merci aux services historiques de la SNCF pour la fourniture des horaires de l'époque et à Agnès Mac Gillivray du Comité des travaux historiques et scientifiques (École nationale des Chartes) pour l'autorisation d'utiliser la photo de Delpech.

Merci à Pierre Bezbakh pour son information sur le traité de Libre Échange entre la France et la Prusse et à Francis Raoul pour m'avoir signalé le Dictionnaire de la Langue Verte.

Merci à Mohamed Gharbi (professeur à l'École vétérinaire de Sidi Thabet, Tunisie) pour sa relecture attentive et ses suggestions graphiques pour la couverture.

Merci à Thierry Hueber pour la rédaction de ces saynètes très vivantes.

Merci à Xavier Riaud pour avoir accueilli cet ouvrage dans la collection "Médecine à travers les siècles" aux Editions de L'Harmattan.

Merci enfin à mon épouse de m'avoir supporté trop « accro » à mon PC...

Références

ANCELLE T. History of trichinellosis outbreaks linked to horse meat consumption 1975-1998. Euro Surveillance, 1998, 3, 86-9.

BLUMER G. Some remarks on the early history of trichinosis (1822-1866). Yale Journal of Biology & Medicine, 1939, 1, 581-588.

BOIREAU P, VALLÉE I, ROMAN T, PERRET C, MINGYUAN L, GAMBLE HR, GAJADHAR A. *Trichinella* in horses: a low frequency infection with high human risk. Veterinary Parasitology, 2000, 93 : 309-20.

BROUARDEL P. GRANCHER J. L'épidémie de trichinose d'Emersleben, Baillière et fils, Paris, 1884.

BRUSCHI F. *Trichinella* and trichinosis. Academic Press, Elsevier, 2021.

CAMPBELL WC. *Trichinella* and Trichinosis, New York: Plenum Press, 1983.

CAMPBELL WC. Remembrance of past images of *Trichinella*. Parasite, 2001, 8, S14-15.

CHATIN J. La trichine et la trichinose, Paris : Baillière et fils, 1883.

DAVAINE C. Faits et considération sur la trichine (*Pseudalius trichina*). Comptes Rendus des Séances et Mémoires de la Société de Biologie et de ses Filiales, 1862, 3e série, 4, 117-142.

DAVAINE C. La trichine. Revue des Deux Mondes, 1866, 63, 263.

DELPECH A. Les trichines et la trichinose chez l'homme et chez les animaux, Paris : Baillière et fils, 1866.

DESPOMMIER DD. How does *Trichinella spiralis* make itself at home? Parasitology Today 1998, 14, 3.

DUPOUY-CAMET J, TALABANI H, ANCELLE T. Trichinellose : une zoonose parasitaire bien contrôlée en France. La Revue du Praticien, 2010, 60, 159-164.

DUPOUY-CAMET J. Quelques aspects de l'histoire de la trichinellose à travers le catalogue de la Bibliothèque nationale de France. Histoire des Sciences Médicales, 2015, 49, 411-20.

DUPOUY-CAMET J. Celebrating the 60th anniversary of the International Commission on Trichinellosis: An early example of Franco-German collaboration to study the trichinellosis outbreak of Emersleben (1883). Veterinary Parasitology, 2020, 109175.

DUPOUY-CAMET J & HUEBER T. La mission trichinose de 1866 d'Auguste Delpech et Jean Reynal en Allemagne : déjà une approche « une seule santé ». Bulletin de la Société Française d'Histoire de la Médecine et des Sciences Vétérinaires, 2021, 20 : sous presse.

GOULD SE. Trichinosis in man and in animals, Springfield USA: Charles Thomas, 1970.

JOLIVET M. Une épidémie de trichinose en France. Revue de thérapeutique médicale et chirurgicale, 17 novembre 1878.

Compte Rendu *in* Revue d'Hygiène et de Police Sanitaire, 1879, 75-76.

KESTNER H., Étude sur le *Trichina spiralis*, Paris : Baillière et fils, 1864.

LABOULBÈNE JA. Relation de la première épidémie de trichinose rapportée en France. Bulletin de l'Académie de médecine, 2e série, 1881, 10, 206-228.

LEIDY J. On the existence of an Entozoon (*Trichina spiralis*) in the superficial part of the extensor muscles of the thigh of a hog. Proceedings of the Academia of Natural Sciences of Philadelphia, 1846, 3, 107-108.

OWEN R. Description of a microscopic Entozoon infesting the muscles of the human body. Transactions of the Zoological Society of London, 1835, 1, 315-324.

PAGET J. Letter. Lancet, 1866, i, 269.

PENNETIER G. Trichine et trichinose ou de l'empoisonnement par la viande de porc, Rouen : Boissel, 1865.

POZIO E, LA ROSA G, MURRELL KD, LICHTENFELS JR. Taxonomic revision of the genus *Trichinella*. Journal of Parasitology, 1992, 78, 654-9.

POZIO E, ZARLENGA D. Taxonomy of the *Trichinella* genus. In *Trichinella* and trichinosis (F. Bruschi, ed.), Academic Press, Elsevier, 2021, 35-76.

RODET H. De la trichine et de la trichinose, Paris : Adrien Delaye, 1866.

SCOUTETTEN H. Étude sur les trichines et les maladies qu'elles déterminent chez l'homme, Paris : Baillière et fils, 1866.

SOULÉ C, DUPOUY-CAMET J, GEORGES P, ANCELLE T, GILLET JP, VAISSAIRE J, DELVIGNE A, PLATEAU E. Experimental trichinellosis in horses: biological and parasitological evaluation. Veterinary Parasitology. 1989, 31, 19-36.

SOULÉ C, DUPOUY-CAMET J. La trichinellose : une zoonose en évolution. Office International des Epizooties, 1991.

VIRCHOW R. Recherches sur le développement de *Trichina spiralis* (traduites par P. Picard). Comptes Rendus Hebdomadaires de l'Académie des Sciences, 1859, 49, 660-662.

VIRCHOW R. Note sur *Trichina spiralis*. Comptes Rendus Hebdomadaires de l'Académie des Sciences, 1860, 51, 13-16.

VIRCHOW R. Des trichines à l'usage des médecins et des gens du monde, Paris : Germer Baillière, 1864.

ZENKER FA. Uber die Trichinen-Krankheit des Menschen. Virchow's Archiv für pathologische Anatomie & Physiologie und für klinische Medicin, 1860, 18, 561-572.

TABLE

Structures éditoriales du groupe L'Harmattan

L'Harmattan Italie
Via degli Artisti, 15
10124 Torino
harmattan.italia@gmail.com

L'Harmattan Hongrie
Kossuth l. u. 14-16.
1053 Budapest
harmattan@harmattan.hu

L'Harmattan Sénégal
10 VDN en face Mermoz
BP 45034 Dakar-Fann
senharmattan@gmail.com

L'Harmattan Cameroun
TSINGA/FECAFOOT
BP 11486 Yaoundé
inkoukam@gmail.com

L'Harmattan Burkina Faso
Achille Somé – tengnule@hotmail.fr

L'Harmattan Guinée
Almamya, rue KA 028 OKB Agency
BP 3470 Conakry
harmattanguinee@yahoo.fr

L'Harmattan RDC
185, avenue Nyangwe
Commune de Lingwala – Kinshasa
matangilamusadila@yahoo.fr

L'Harmattan Congo
219, avenue Nelson Mandela
BP 2874 Brazzaville
harmattan.congo@yahoo.fr

L'Harmattan Mali
ACI 2000 - Immeuble Mgr Jean Marie Cisse
Bureau 10
BP 145 Bamako-Mali
mali@harmattan.fr

L'Harmattan Togo
Djidjole – Lomé
Maison Amela
face EPP BATOME
ddamela@aol.com

L'Harmattan Côte d'Ivoire
Résidence Karl – Cité des Arts
Abidjan-Cocody
03 BP 1588 Abidjan
espace_harmattan.ci@hotmail.fr

Nos librairies en France

Librairie internationale
16, rue des Écoles
75005 Paris
librairie.internationale@harmattan.fr
01 40 46 79 11
www.librairieharmattan.com

Librairie des savoirs
21, rue des Écoles
75005 Paris
librairie.sh@harmattan.fr
01 46 34 13 71
www.librairieharmattansh.com

Librairie Le Lucernaire
53, rue Notre-Dame-des-Champs
75006 Paris
librairie@lucernaire.fr
01 42 22 67 13

www.ingramcontent.com/pod-product-compliance
Lightning Source LLC
LaVergne TN
LVHW010434230826
846092LV00009BA/1153

* 9 7 8 2 1 4 0 3 0 5 9 4 8 *